BASTEI
LÜBBE
TASCHENBUCH

Über die Autorin:

Simonne van Gennip, geboren 1974, schrieb als Journalistin für verschiedene niederländische Zeitungen. Sie war mit ihrem ersten Kind im siebten Monat schwanger, als sie einen Schlaganfall erlitt. Ihre Genesung dauerte sehr lange, aber heute kann sie ein normales Leben führen: Simonne van Gennip arbeitet wieder in ihrem Beruf und hat ein zweites Kind bekommen.

Simonne van Gennip

Mit dir kommt ein neuer Morgen

Wie mein Baby mir half, nach einem Schlaganfall zurück ins Leben zu finden

Aus dem Niederländischen von
Simone Schroth

BASTEI LÜBBE
TASCHENBUCH

BASTEI LÜBBE TASCHENBUCH
Band 60936

MIX
Papier aus verantwortungsvollen Quellen
FSC® C083411

Dieser Titel ist auch als E-Book erschienen.

Dieses Buch beruht auf Tatsachen. Zum Schutz der Rechte der Personen wurden einige Namen, Orte und Details verändert.

Deutsche Erstausgabe

Titel der niederländischen Originalausgabe: »Een foutje in mijn hoofd«

Textredaktion: Dr. Ulrike Strerath-Bolz, Friedberg
Titelillustration: © gettyimages/Soren Hald
Umschlaggestaltung: Christin Wilhelm, www.grafic4u.de
Satz: hanseatenSatz-bremen, Bremen
Gesetzt aus der Adobe Garamond Pro
Druck und Verarbeitung: CPI books GmbH, Leck – Germany
Printed in Germany
ISBN 978-3-404-60936-9

2 4 5 3 1

Sie finden uns im Internet unter
www.luebbe.de
Bitte beachten Sie auch: www.lesejury.de

Für meinen Mann und meine Töchter

Aber wenn ich um Schweigen bitte,
glaubt nicht, dass ich sterbe.
Das Gegenteil widerfährt mir:
Ich werde leben.

Pablo Neruda

Teil 1

Erwachen

Wach werden

Ich öffne die Augen. Ich rieche Blumen, viele Blumen. Ich höre jemanden von weit her atmen oder besser gesagt röcheln. Jemand kneift mich in die Hand, streicht mir über die Stirn. »Still. Still.«

Peter kommt dicht an mich heran. »Hallo. Hi. Hey.« Er sagt es lieb und ganz leise. Ich schaue ihn an. Er ist alt geworden.

Er schaut mich an. Seine Augen sind müde, sein Gesicht ist aufgedunsen, er ist blass. Er versucht zu lächeln. Ich auch. Halb.

Ich sage: »Entschuldigung.« Auch wenn ich nicht weiß, warum. Es klingt seltsam. Es klingt wie »Schulliligung«. Peter weint. Er sagt, er ist froh, dass ich da bin, dass ich jetzt ab und zu wach bin. Ich will ihn fragen, was los ist. Warum er so traurig ist. Aber ich bin müde. Zu müde. »Julie«, sage ich und fasse mir mit der linken Hand an den Bauch. Es klingt wie »Dschuhuhuliie«.

Das Röcheln wird heftiger. Eine Frau kommt. Sie sagt, er muss »unbedingt anders liegen«. Unter großem Seufzen und Stöhnen nimmt der Mann – es klingt zumindest nach einem Mann – eine andere Position ein; er hört auf mit den Geräuschen. Vorerst. Ich deute fragend in seine Richtung. »Andere Leute. Andere Dinge.« Peter berührt mit der Stirn meinen Arm. »Schlaf jetzt einfach weiter.«

Mama

Mama hat drei Nächte hier geschlafen. Peter hat erzählt, dass er und meine Mutter im Krankenhaus geblieben sind. Er wollte damit erklären, warum er so einen steifen Hals hat. Ich verstand nicht, warum er hier geschlafen hat. Das habe ich ihm auch gesagt.

Auch meine Mutter hat zu Hause ein viel bequemeres Bett. Ich finde es einfach unpraktisch, hier zu schlafen. Angezogen, und dann das Frühstück.

Sie sitzt neben mir, und ich sage zu ihr, dass ich es nicht verstehe. »Schlschlafnie.« Mama lächelt und streichelt mir übers Haar. Sie antwortet nicht. Sie lächelt wieder und sagt, dass sie froh ist. Aber sie sieht nicht so aus. Sie ist froh, sagt sie, weil ich bald – heute oder morgen – in ein anderes Zimmer verlegt werde. Ein Zimmer mit weniger Pflege, also eines, in dem es mir immer besser gehen wird. »Und«, fährt sie mit ihrer Geschichte fort, als würde sie mir ein Geheimnis erzählen, »wir können da auch einfach den ganzen Tag zu dir. Du brauchst dir keine Sorgen zu machen. Wir sind immer da, wenn du das möchtest.«

Ich lache. Laut. Sie schaut mich verständnislos an. Aber ich lache, weil ich mich frage, was so toll daran ist, mich in einem Krankenhaus zu besuchen. Ich verstehe auch nicht, warum es nötig ist, dass sie hier schlafen. Schon hier zu sitzen scheint mir anstrengend, so eng und heiß ist es hier. Und außerdem soll sie mir doch mal erklären, ob sie nichts Besseres zu tun hat. Muss sie denn nicht arbeiten oder ganz normal einkaufen, kochen, Leute treffen? Oder an deinem Buch weiterschreiben, will ich fragen. Ich sage nur »Schreiben«. Es klingt wie »Schrleivn«. Mama schaut mich überraschend fröhlich an. Sie wirkt erleichtert. »Mein Buch kann warten.« Sie gibt mir einen Kuss.

Lesen

Von meinem Bett aus kann ich die Wolken sehen. Manchmal nur ein paar an einem blauen Winterhimmel, manchmal viele, wenn alles grau ist. Ich will das meinem Vater erzählen, aber es gelingt mir nicht. Er schaut mich an, als ich es versuche, sagt dann aber: »Still, Mädchen, still.« Ich will fragen, warum ich still sein soll. Warum er so schlecht aussieht. Warum er geweint hat. Aber ich sage nichts.

»Still«, sagt mein Vater wieder. Das ist komisch, denn ich habe gar nichts gesagt. Er deutet auf die Zimmertür und sagt: »Da liegen noch andere Leute.« Ich begreife, dass ich in einem Nebenzimmer liege. Ich begreife, dass es hier wenig Platz gibt. Ich begreife, dass ich nicht so bald entlassen werden soll.

Ich will meinen Vater fragen, was ich hier mache, ihm sagen, dass es mir ganz gut geht, dass er sich nicht solche Sorgen machen soll, und ihn fragen, wie es ihm geht. Aber ich sage nichts, oder besser, ich sage nichts Verständliches. Ich murmele etwas.

Im Zimmer nebenan fängt wieder jemand an zu röcheln. Jemand anders hustet ständig. Zwischendurch hört man sie atmen, als würden sie ganz tief schlafen.

»Mädchen«, sagt mein Vater. Ich schaue ihn wieder an. »Mädchen.« Ich möchte etwas zu ihm sagen, aber es ist zu mühsam. Was war es noch mal, was ich sagen wollte?

Er lächelt ein wenig. »Schau mal«, sagt er, »ich hab dir etwas mitgebracht.« Er faltet eine Zeitung auf und deutet auf die Schlagzeile. *Unter der Linde*. Er lächelt wieder, und zwar so, dass es mir Mut macht, als er sagt: »Lies mal.«

Er schlägt die Zeitung aus seinem Geburtsort auf und zeigt auf ein Foto. Und auf das, was darunter steht. Ich soll es lesen; er sagt: »Lies mal.« Ich schaue ihn an. Ich kann nicht. Ich weiß nicht, was dort steht. Ich sehe Buchstaben, das schon. Ich sehe Buchstaben in vielen verschiedenen Größen, viele oder wenige, in Gruppen.

Ich weiß nicht, dass da etwas stehen soll. Ich weiß nicht, was Lesen ist.

Der Geruch im Zimmer lenkt mich ab. Es riecht komisch hier. Es riecht gut, wie im Frühling, und gleichzeitig ein bisschen faulig. Warum gibt es hier so viele Blumensträuße? Warum stehen sie hier im Zimmer? Ich will fragen, aber ich sage nur: »Blumen.« Mein Vater gibt keine Antwort. Er faltet die Zeitung zusammen. Er schüttelt den Kopf und sagt: »Still.«

Platz

Es ist nicht viel Platz hier. Das weiß ich, weil ich die Wand anfassen kann. Und weil meine älteste Schwester etwas zur Krankenschwester gesagt hat, wegen der Blumen. Ob sie die so hinstellen können, dass ich sie sehen kann und trotzdem noch Leute in mein Zimmer passen. Ich musste lächeln, als ich das hörte. Meine große Schwester, die immer alles regelt.

Jetzt sitzt sie bei mir. Schweigt. Ich möchte ihr gern sagen, dass ich es lieb von ihr finde, dass sie versucht, mein Zimmer so aufgeräumt wie möglich zu halten. Aber ich verheddere mich in den Wörtern, denn ich denke »mein« Zimmer, aber seit wann ist das hier »mein« Zimmer? Und warum bin ich hier? Ich schaue sie an. Sie schaut zurück.

»Ich weiß es nicht«, sage ich und versuche, auf das Bett und auf das Zimmer zu deuten. Sie setzt sich anders hin. Und sie erzählt mir, dass ich im Krankenhaus bin. Vor vier Tagen bin ich hergekommen. Ich war bewusstlos. Ich kann die rechte Seite meines Körpers fast nicht bewegen. Ich habe Mühe mit dem Sprechen. Ich habe eine Hirnblutung gehabt. Mehr wissen sie nicht. Sie können nicht alle Tests machen, weil ich schwanger bin. Aber mein Kind – das Mädchen – ist gesund, und ihm fehlt nichts. Meine Schwester lächelt. Aber ihre Augen lächeln nicht.

Foto

Sie sieht schlecht aus. Ich weiß nicht, warum sie sich ständig mit der Hand über die Stirn reibt. Ich will sie fragen, aber ich tue es nicht. Sie streicht die Decke auf meinem Bett glatt. Sie steht auf und stellt eine Vase mit blauen Blumen anders hin – keine Ahnung, wie die heißen. Sie tut dasselbe mit einer anderen Vase – sind das Tulpen? Sie schaut sich um, ob es noch mehr zu tun gibt, aber da ist nichts. Sie setzt sich wieder hin.

Ich schaue zu dem Foto neben mir. Meine älteste Schwester, meine mittlere Schwester und ich. Etwa zehn Jahre ist das her. Die mittlere Schwester in der Mitte, so muss das sein. Wir sehen ziemlich glücklich aus.

Jetzt sitzt sie hier. Ich will etwas über das Foto zu ihr sagen, kann aber nur darauf deuten. Trotzdem lächelt sie, weil sie ganz offensichtlich wahrnimmt, was ich versuche. Sie gießt mir Wasser ein. Sie sagt, dass ich etwas trinken soll. Sie schaut mich an. Und meinen Bauch. Ich lege mir eine Hand auf den Bauch. Sie legt ihre Hände auf meine Hand. Ich lächle zurück. Das versuche ich zumindest.

»Hallo«

Peters Töchter stehen an meinem Fußende. Komisch ist das, sie stehen da einfach so. Nervös, müde. Die Jüngere, Lynn, ist zehn und schaut mich an. Die Ältere, Bobby, ist dreizehn und streicht mit einer Hand über meine Decke. Meine mittlere Schwester hat Platz gemacht, indem sie von der Bettkante, wo sie gesessen hat, aufgestanden ist. Sie brauchen gar nicht den ganzen Platz. Meine älteste Schwester und Peter stehen hinter ihnen. Ich will etwas zu ihnen sagen, ich will sie fragen, wie es ihnen geht, ich will sie zum Lachen bringen. Aber es geht nicht. Ich tue es nicht. Ich mache kurz die Augen zu. Dann sage ich nach langem Nachdenken doch noch etwas. »Hallo.«

Neues Zimmer

Ja. Nein. Vielleicht. Ich versuche einfach zu erraten, was sie wohl hören will. Die Krankenschwester fragt mich nach allerlei Dingen, und ich habe keine Ahnung, was sie eigentlich wissen will. Ich liege in einem anderen Zimmer, am Fenster. Es ist ein Zweibettzimmer, aber ich bin allein. Hier gibt es mehr Platz als im ersten Zimmer, die gelbliche Tapete, die an einigen Stellen grau geworden ist, lässt das Zimmer trist wirken.

Ich fühle mich bedrückt und will allein sein. Aber die Schwester fragt immer weiter. Möchte ich etwas trinken? Möchte ich auch etwas essen? Weiß ich überhaupt schon, dass ein Logopäde zu mir kommen wird? Und dass die Ärzte heute noch hereinschauen? Und der Physiotherapeut kommt morgen, hat man mir das gesagt?

Sie ist mit meinem Gemurmel als Antwort zufrieden und fährt fort, mir die Apparate zu erklären. Ich merke mir nur, mit welchem ich nach einer Schwester klingeln kann. Das ist genug. Dann setzt sie sich auf mein Bett. Sie wird sich von jetzt an um mich kümmern, sagt sie. Zusammen mit einer Kollegin. Ich brauche mir keine Sorgen mehr zu machen. Ich fasse mir an den Bauch. Ich spüre Julie. Ich schlafe ein.

Pfahl auf Rollen

Sie ziehen mich langsam hoch. Ich sehe meine Zehen und frage mich, ob sie überhaupt wissen, was sie da tun. Warum ist das hier nötig? Muss das sein? Ich will fragen, konzentriere mich aber so sehr darauf, aus dem Bett zu kommen, dass ich nichts sage.

Als es losgehen soll, hänge ich an einem Pfahl auf Rollen. Meine Beine stecken in einer Art großer, schwarzer Unterhose, die Rückseite ist an dem Pfahl befestigt. Ich finde es seltsam, meine Windel zu sehen. Einen erwachsenen, schwangeren Körper in einer großen Babywindel. Darüber müsste man einen Witz machen, aber mir fällt keiner ein.

»Jetzt geht's los.« Die Schwester sagt es zum zweiten Mal, obwohl ihre Kollegin schon beim ersten Mal »Okay« gesagt hat.

Mit viel Schubsen und Ziehen kommen wir raus auf den Flur, und von dort aus gehen wir weiter zum WC. Dort werde ich losgemacht, die Windel wird mir abgenommen, und ich werde auf die Brille gesetzt. »Da ist ein Knopf, damit können Sie nach uns klingeln.« Ich nicke. Ich schaue mich um, frage mich, was ich hier soll, mache die Augen zu, lehne mich nach vorne.

»He, los jetzt.« Die Krankenschwester klingt böse. Ich schaue sie an. Sie schaut mich an. Es sieht aus, als würde ich sie aufhalten. Als ob sie so viel zu tun hätte, dass sie es nicht erträgt, dass ich auch noch da bin. Ich denke nach. Man hat mich hier hingesetzt, und dann ist sie wieder gegangen. Ich weiß nicht, was dann passiert ist. Ich muss eingeschlafen sein. Als sie sieht, dass ich sie wirklich nicht verstehe, wird sie milder. »Stuhlgang. Sie müssen groß machen.«

Essen

Die Schwester hat mich aufgesetzt und mir ein Kissen in den Rücken geschoben. Sie hat den Ausziehtisch herangeholt und die Spitze einer Serviette oben in meinen Pyjama gesteckt. »Falls etwas danebengeht.« Ich bekomme Pudding. Der Pudding ist in einem Glasschälchen. Er ist gelb, gelber Pudding. Ich werde ihn ganz allein aufessen. So soll das zumindest laufen, denn die Schwester ist weggegangen.

Neben dem Schälchen liegt ein Löffel. Und diesen Löffel muss ich benutzen, um den Pudding zu essen. Ich habe nämlich Hunger.

Aber ich weiß nicht, wie ich dieses Glasschälchen in der einen Hand und mit der anderen den Löffel festhalten soll. Ich versuche, meine rechte Hand zum Löffel hin zu bewegen. Zwei Mal. Ich schaffe es nicht.

Ich nehme den Löffel fest in die linke Hand. Ich versuche, ein bisschen aus der Schüssel zu holen, aber ich brauche meine rechte Hand, um das Schälchen festzuhalten. Ich versuche, meine rechte Hand zu benutzen. Ich versuche es zwei Mal. Wieder schaffe ich es nicht.

Da, wo der Löffel lag, liegt auch ein Strohhalm. Ich hatte ihn gesehen, aber nicht verstanden, was er mit dem Essen zu tun hat. Jetzt wird mir klar, dass er dazu da ist, den Pudding aufzusaugen. Wieder versuche ich, mit der rechten Hand zuzufassen. Wieder schaffe ich es nicht. Ich nehme den Halm in die linke Hand und stecke ihn in den Pudding. Wenn ich mich vorbeuge, kann ich jetzt an dem Strohhalm saugen. Aber da kommt nichts. Der Pudding ist zu dickflüssig, oder ich sauge nicht stark genug.

Meine mittlere Schwester kommt herein. Ich schaue auf und lasse den Strohhalm aus dem Mund fallen. Sie sagt, dass sie mir helfen wird, dass ich mir keine Sorgen machen soll. Sie streichelt mir über die Haare. Sie nimmt den Löffel in die Hand. Sie gibt mir löffelweise den Pudding. Bis alles aufgegessen ist.

»Danke schön«, will ich sagen. Aber ich murmele nur etwas.

Klopf-klopf, klopf-klopf

Der Gynäkologe kommt mit einem Monitor auf einem fahrbaren Tisch ins Zimmer. Er stellt ihn neben mir ab. Er begrüßt mich, er ist freundlich und geduldig. Er ist ungefähr so alt wie ich. Er erklärt, was er gleich tun wird. Ich will ihm sagen, dass ich das alles weiß, dass er schon einmal hier war, dass er sich beeilen soll, weil ich das Baby sehen will. Aber ich sage nichts.

Der Gynäkologe spricht mit Peter, zu Peter. Er sagt, dass er in der kommenden Woche unbedingt jeden Tag einen Ultraschall machen will. Und dass wir sofort einer Pflegekraft Bescheid geben müssen, wenn wir vermuten, dass mit meiner Schwangerschaft irgendetwas nicht in Ordnung ist. Die wird dann einen Gynäkologen rufen. »Sofort«, wiederholt er und schaut Peter dabei an. Es ist, als wäre er sich nicht sicher, dass ich auch begreife, was er sagt.

Ich lege mich hin, so gut es geht. Peter nimmt die Kissen weg. Ich ziehe mein T-Shirt hoch. Mein Bauch ist groß. Mein Nabel wird richtig nach außen gedrückt. Ich lächle.

Der Gynäkologe schmiert mir Gel auf den Bauch. Mit einem Apparat fährt er darüber. Er zieht sich den Monitor heran. Auf dem Bildschirm kann ich meine kleine Tochter sehen. Ihr Gesichtchen, die Wangen, den Mund, die Nase, die Augen. Ich glaube, sie schläft. Aber dann bewegt sie sich. Sie dreht den Kopf. Zwei Mal. Peter lacht erleichtert. Der Gynäkologe lächelt.

Ich sehe ihre Arme, ihre Finger, ihre Beine, ihre Zehen. Die sind nicht gut zu erkennen, aber trotzdem sind sie da. Dann sehe ich ihren kleinen Körper. Ihren Brustkorb. Die Stelle, wo ihr Herz sitzt. Ganz leise, fast aus der Ferne, höre ich: klopf-klopf, klopf-klopf, klopf-klopf. Mädchen, denke ich, wachs nur weiter. Ruh dich schön aus. Alles wird gut. Wirklich.

Der Gynäkologe dreht an den Knöpfen des Monitors. Er stellt den Herzschlag lauter. Klopf-klopf, klopf-klopf, klopf-klopf, klopf-klopf. Ich wiederhole es. Ein schneller Herzschlag, aber er klingt so, wie es sein soll. Schnell, aber regelmäßig. Ich weine. Innerlich.

Ein Sänger in einem Krankenhaus

Ein Sänger in einem Krankenhaus. Der nicht als Patient hier ist, sondern um aufzutreten. Offensichtlich etwas Besonderes. Die Schwester setzt sich auf meine Bettkante und sagt: »Amerika, das ist ganz schön weit weg.« Anscheinend wird erwartet, dass ich reagiere, denn sie sagt noch etwas. Aber bevor ich mir eine Antwort ausdenken kann, füllt sich das Zimmer mit aufgewühlten und ein wenig nervösen Leuten. Die Schwester steht auf, und Peters ältere Tochter setzt sich auf ihren Platz. Die jüngere Tochter setzt sich neben meine mittlere Schwester. Sie bekommt meinen Neffen auf den Schoß. Die Mädchen sind blass. Warum sage ich nichts zu den beiden? In meinem Kopf gibt es Wörter, aber ich spreche sie nicht aus. Ich lächle ein bisschen. Die ältere der beiden streichelt mir übers Haar. Meine Freundin Maartje steht hinter uns. Peter steht auf der anderen Seite des Bettes. Niemand erwidert mein Lächeln.

John Gorka, der Sänger aus dem fernen Amerika, kommt herein. Er ist klein, wirkt bescheiden, verlegen vielleicht. Er trägt schwarze Jeans, schwarze Kampfstiefel und ein schwarzes T-Shirt. Zwei Dinge fallen mir auf. Dass er mich kurz berührt, als er »Hey« sagt. Und sein Bart, sein angegrauter Bart. Die Haare auf seinem Kinn, auf seinen Wangen sind ein klein wenig schmutzig. Aber auch angenehm und weich.

Er ist für das Fest von Peter und seinem Freund in die Niederlande gekommen. Daraus wird jetzt nichts. Aber er hat noch andere Auftritte, »und«, sagt Peter, »jetzt tritt er für dich auf«.

Gorka setzt sich auf den Stuhl am Fußende meines Bettes. Er nimmt seine Gitarre in die Hand und fängt an zu singen. Das Zimmer ist voll. Die Leute sind still. Peters Freund sitzt neben Gorka auf dem Boden und fotografiert mich. Und die Leute um mich herum. Als das Lied zu Ende geht, nimmt er die Kamera herunter. Sein Gesicht ist rot, Tränen laufen darüber. Seine Schultern bewegen sich hoch und runter. Er hat einen leichten Schluckauf.

Ich suche den Blick meiner Schwester, weil ich das nicht verstehe. Aber auch in ihren Augen sehe ich Tränen. Sie schaut mich voller Zärtlichkeit an, hilft mir aber nicht. Beim zweiten Lied suche ich Hilfe bei Peter, bei Maartje, bei den Mädchen. Aber alle schauen mich so an wie meine Schwester.

Als Gorka »I didn't know where to look for you last night, I didn't know where to find you – Ich wusste nicht, wo ich dich letzte Nacht suchen sollte, wo dich finden« singt, weint Peter. Er schluchzt heftig. Er hält meine Hand. Gorka singt den Refrain. »I am here, you are there, love is our cross to bear – Ich bin hier, du bist dort, das Kreuz der Liebe haben wir zu tragen.« Ich weine. Endlich. Ein bisschen. Weil sich das ganz offensichtlich so gehört. Und weil ich es schrecklich finde, dass hier Leute traurig sind. Wegen mir. Und ich weine, weil etwas Schlimmes mit mir passiert ist. Etwas sehr Schlimmes.

Naschmädchen

Es ist still im Zimmer. Niemand ist da. Es ist, als wäre nichts passiert, als hätte ich geträumt, als würde ich nicht im Krankenhaus liegen, sondern wäre ganz einfach zu Hause. Peter kommt herein. Er schaut besorgt. Er sagt, dass er sich nicht sicher ist, ob er zu einem Auftritt von John Gorka gehen soll. »Ich weiß nicht, wie es dir geht, wenn ich weg bin. Und ich weiß nicht, ob es sich ohne dich überhaupt lohnt.«

Er sagt das mehr zu sich selbst als zu mir. »Gerade war ich weg, nur ganz kurz, und du hast wieder geschlafen. Und es ist wieder, als würdest du gar nicht begreifen, was hier vor sich geht.«

Ich schaue mich um. Die Decke, das Laken, die Wände, die Pinnwand. Ich bin nicht zu Hause, es war kein Albtraum. Ich bin in einem Krankenhaus.

Peter setzt sich zu mir. Er seufzt und schaut nach draußen. Er sagt noch einmal, dass er es nicht weiß. »Eigentlich weiß ich gar nichts.«

Meiner Ansicht nach ist Peter nur noch hier. Das finde ich schlimm. Er sieht schlecht aus. Weggehen wird ihm guttun. Ich sage zu Peter, dass er gehen soll und dass so ein Konzert sicher schön ist. »Aber keine Naschmädchen.«

Peter schaut mich verwirrt an. Ich nicke, um meinen Worten Nachdruck zu verleihen. Und sage noch einmal: »Keine Naschmädchen.«

Laufen

Ich laufe. Wenigstens soll das passieren. Im Flur auf meinem Stockwerk des Krankenhauses stehe ich an einer Wand. Rechts und links sind Aufzüge. Mir gegenüber – etwa zehn Schritte weg – ist noch eine Wand. Und ein Fenster, vielleicht sogar eines mit Aussicht. Es ist noch hell draußen. Gerade noch.

Ich habe mir selbst versprochen, irgendwie zu dieser Wand zu kommen, egal, wie lange es dauert. Ich halte mich an einem Rollator fest, außerdem steht noch ein Rollstuhl für mich bereit. Aber ich werde die andere Seite ohne diese Hilfen erreichen. Das sage ich zu meinem Vater, der mit mir mitgeht. Papa wirkt traurig. Oder nein, nicht wirklich traurig, sondern völlig erschöpft, gebrochen, zehn Jahre älter, als er tatsächlich ist.

»Komm«, sage ich zu ihm. Ich lasse den Rollator los und mache einen Schritt nach vorne. Ich falle gegen meinen Vater. Ich bin schwer, das weiß ich. Das kommt, weil ich ein Mädchen im Bauch habe. Ich deute auf meinen Bauch und versuche zu lachen. Er hält mich fest. Er möchte, dass ich aufhöre, dass ich es morgen oder übermorgen noch einmal versuche, aber ich will laufen.

Jetzt. Ich packe ihn am Arm und mache einen Schritt. Und noch einen und noch einen. Es ist nicht angenehm, aber es geht. So machen wir einen Schritt nach dem anderen, hin und wieder eine kleine Pause zum Ausruhen, und dann sind wir auf der anderen Seite. Ich stehe am Fenster. Wie lange hat das gedauert? Es ist dunkel. Ich sehe Laternen, die die Stadt erleuchten. Ich sehe Autos und Fahrräder vorbeifahren, Fußgänger vorbeigehen. Ich sehe sie wie aus sehr weiter Ferne, als wäre es nicht meine Welt, in der sie vorbeifahren und vorbeilaufen. Sie bewegen sich schnell, ohne Schwierigkeiten, mit fließenden Bewegungen.

Ich schaue meinen Vater an. Ich will wissen, wie lange ich schon hier bin, wie lange ich hierbleiben werde, und vor allem, wie es ihm geht. »Wie lange …?«, setze ich an. Dann bin ich still.

»Setz dich«, sagt er. »Erst mal hinsetzen.« Er holt den Rollstuhl, ich lehne mich so lange ans Fenster. Er hilft mir beim Hinsetzen und fährt mich in mein Zimmer zurück. Während er mich durch den Flur schiebt, sagt er: »Elf Tage, du bist seit elf Tagen hier.« Ich wundere mich. Ich frage meinen Vater, ob die Ärzte etwas wissen, ob sie schon etwas sagen können. »Wir müssen bis morgen warten«, sagt er. »Morgen.« Dann frage ich ihn, wie es ihm geht. Er schaut mich an und schüttelt den Kopf. Ich sehe es und begreife es nur halb. Ich will weinen, aber ich kann nicht. Ich frage ihn deshalb einfach, ob er es gut findet, dass ich zu laufen versucht habe. Er nickt. »Schlaf. Schlaf jetzt.«

Arzt

Ich bin jetzt dreizehn Tage hier. Das habe ich gerade von den zwei Männern gehört, den Ärzten, die bei mir sind. Dreizehn Tage, und ich kann mich nur an Augenblicke davon erinnern. Ich weiß, dass ich in einem Krankenhaus bin, und ich weiß, dass ich mit Kissen im Rücken aufrecht sitzen kann; ich habe Übungen mit dem Logopäden gemacht, ich habe mit Unterstützung des Physiotherapeuten das Bein bewegt und den Arm geschwenkt. Und jetzt frage ich die Ärzte, wann ich nach Hause darf. Weil ich finde, dreizehn Tage sind genug.

Der Ältere der beiden lacht freundlich. Aber er antwortet mir nicht, und er schaut ernst. »Wir können noch nichts sagen. Vielleicht sind Sie bald wieder zu fünfundneunzig Prozent die Alte, empfinden aber die fünf Prozent Verlust als sehr viel, weil sie etwas betreffen, was für Sie wichtig ist.«

Die Ärzte, ein Neurologe und ein Arzt im Praktikum, stehen beide auf der einen Seite des Bettes. Die Krankenschwester hatte angekündigt, dass sie kommen würden. Es wirkt wie hoher Besuch. Sie steht dabei wie ein Dienstmädchen, ein paar Schritte hinter den beiden. Der Ältere, der Neurologe, ist nur wenige Jahre älter als ich. Er hat ein nettes, fröhliches Gesicht, aber sein Blick ist ernst. »In der nächsten Zeit werden wir Sie genau beobachten.«

Er nimmt meine rechte Hand in seine und fordert mich auf, die Finger zu schließen. Das ist schwierig. »Kneifen Sie mich mal ordentlich in die Hand.« Er schreibt sich etwas auf. Dann holt er ein Lämpchen aus der Brusttasche und leuchtet mir damit ins Auge. Er ruft seinen Kollegen hinzu. Der darf das auch tun. Ich schaue den Arzt an. Ich habe keine Ahnung, was die beiden da machen. Ihm scheint das bewusst zu sein, denn er steckt das Lämpchen weg und sagt: »Wir haben noch ein paar Fragen. Mein Kollege wird sie Ihnen stellen.«

Der Arzt im Praktikum setzt sich hin. Er schaut konzentriert. Er fragt mich nach meinem Namen, meinem Alter und ob ich weiß, wie ich hierhergekommen bin. Er schaut zu Peter hinüber. »Manchmal erkundige ich mich nach Dingen, die wir schon wissen. Das tun wir, um das Gedächtnis zu testen.«

Die Fragen danach, wann ich hierhergekommen oder wie lange ich schon hier bin, kann ich nicht beantworten. Auch, ob das am Morgen, am Mittag oder am Abend war, weiß ich nicht mehr. Aber als er mich fragt, was ich beruflich mache, weiß ich das. Fast froh sage ich: »Journalistin«, und schaue ihn stolz an. Aber als er wissen möchte, wo ich arbeite und was genau ich tue, weiß ich es nicht mehr.

Peter greift ein, er erzählt vom *Haagsche Courant*, von der digitalen Wandzeitung für das Den Haager Viertel Schilderswijk, von den Kolumnen, die ich für den Den Haager Teil des *Algemeen Dagblad* geschrieben habe, von dem Magazin *Sprout* und vom GPD-Pressedienst, für den ich tätig war, als ich hier gelandet bin.

Das erstaunt mich. Nicht so sehr das, was er erzählt, sondern vielmehr die Energie, die er dabei an den Tag legt. Und dass ich das alles getan habe. Kurz sehe ich mich selbst als Reporterin, als Redakteurin und als Kolumnistin. Es fühlt sich an wie etwas, was ich vor langer Zeit getan habe, vor sehr langer Zeit. Ich will das sagen, aber es gelingt mir nicht. Wie sagt man so etwas, und was genau wollte ich eigentlich sagen? Peter redet weiter. Er legt seine Hand auf meine. Seine Stimme ist unangestrengt, er spricht mühelos, es ist, als wüssten die Wörter, wo sie hingehören. Er kann das aussprechen, was ich sagen müsste. Der Neurologe lacht ihm zu. Peter lacht freundlich zurück und meint: »Ich will damit nur sagen, dass sie gut mit Sprache umgehen konnte. Und schnell war sie. Sehr schnell.«

Fahrt im Krankenwagen

Zwischen zehn und zwölf Uhr, haben sie gesagt. Dann werde ich abgeholt und ins Rehabilitationszentrum gebracht. Um Viertel vor zehn bin ich bereit. Ich sitze auf dem Bettrand. Ich bin nervös. Woher wissen wir denn, wann die Leute mit dem Krankenwagen hier sein werden? Woher wissen sie, dass ich diejenige bin, die sie mitnehmen müssen? Woher wissen sie, dass ich hier liege? Das Krankenhaus ist groß. Ich will diese Fragen stellen, aber ich sage nur: »Wie?«, und deute um mich herum. Die Schwester lächelt, und das macht mich wütend. Hör doch endlich auf zu lachen, will ich sagen, antworte mir einfach. Aber ich sage nichts, denn ich weiß nicht, wie ich all diese Wörter nacheinander aussprechen soll. »Die finden Sie schon«, meint sie.

Peter setzt sich zu mir. Er lächelt die Schwester an und bedankt sich bei ihr. »Die wissen, dass du hier liegst«, sagt auch er zu mir. Ich schaue ihn an. Ich habe schon öfter gemerkt, dass er und die Krankenschwestern, die Ärzte, der Physiotherapeut und der Logopäde einander verstehen. Einfach so. Als würde es sie keine Mühe kosten. Als ginge das ganz natürlich. Als wäre es normal. Ich begreife das nicht, und in den Momenten, in denen ich es beobachte, ist es, als würden wir in verschiedenen Welten leben. Sie in der Welt, in der die Leute lächeln, zustimmend mit dem Kopf nicken oder ihn ablehnend schütteln, besorgt oder erleichtert schauen, einander Ratschläge geben oder viel Kraft wünschen. Ich lebe ganz allein in einer anderen Welt. In einer Welt, die nicht begreift, worum es in der anderen Welt geht. Manchmal kommen die Leute ganz nah an mich heran. Dann küssen sie mich, oder sie sprechen mit mir, sitzen bei mir, stellen mir Fragen, oder sie erzählen etwas über sich selbst, aber sie bleiben in ihrer eigenen Welt. In der Welt, zu der ich nicht gehöre. Ich mache die Augen zu und meine, dass ich nachdenke. Aber als ich sie wieder öffne, ist es halb zwölf, und an meinem Bett stehen zwei Männer. Sie sagen »Hallo« und »Hi«. Ich will ihnen die Hand geben, aber das geht nicht. Darum winke ich einfach ein bisschen. Peter dagegen gibt ihnen die Hand und unterhält sich kurz mit ihnen. Schon wieder. Ich schaue ihn an. »Das sind die Sanitäter. Mach einfach, was sie sagen.«

Im Krankenwagen will ich nach draußen schauen. Aufrecht sitzen und sehen, was da passiert, wo wir sind, wo wir hinfahren. Aber das geht nicht. Ich muss auf der Trage liegen bleiben – die Blätter der Bäume, die Straßenbahnkabel und der bewölkte Himmel sind das Einzige, was ich zu sehen bekomme. Das hat etwas Seltsames. Einerseits ist es langweilig, macht mich gereizt. Ich muss liegen, obwohl ich sitzen möchte. Ich kann nicht sehen, wohin wir fahren. Mir wird übel und schwindlig, und ich fange an zu schwitzen. Aber andererseits ist es auch spannend. Ich weiß nicht, wohin wir fahren, und ich kann es nur halb sehen. Es ist wie ein Labyrinth. Man ärgert sich, weil man nicht weiß, ob und wann man den Ausgang findet, aber gleichzeitig ist das der Grund dafür, dass man überhaupt dort ist. Dass man auf der Suche ist, sich umschaut und den Weg findet.

Wir sind da. Ich werde auf der Trage und mit allem Drum und Dran in die Eingangshalle des Rehazentrums gebracht. Die Männer tauschen sich mit dem Pflegepersonal aus. Wieder sprechen die Leute vom Rehazentrum und die Sanitäter über mich, und ich liege dabei, ohne etwas zu sagen, ohne dass man mich etwas fragt. Ich werde nach oben gebracht. Da ist mein Zimmer. Klein, aber ein Zimmer für mich allein. Für mich allein, weil ich schwanger bin. Ich streichele mir mit der Hand über den Bauch. Ganz ruhig, denke ich.

Im Zimmer gibt es ein Waschbecken und einen Spiegel. Es gibt ein Regal, einen Tisch und ein Bett. Das Bett steht am Fenster, sodass ich nach draußen schauen kann. Wenn ich auf dem Bett sitze, sehe ich, wer im Rehazentrum ein und aus geht. Eine nette, ruhige Krankenpflegerin, der mütterliche Typ, sagt, dass ich mir Zeit lassen soll, um mich einzugewöhnen. Peter ist da, und sie ist freundlich zu ihm, aber sie spricht mich an, spricht mit mir. Sie schafft es, dass ich mich entspanne.

Nach einer halben Stunde kommt die Pflegerin wieder ins Zimmer. Sie erklärt mir, wie hier alles abläuft. Eigentlich ist es ganz einfach: Frühstück gibt es auf der Etage, wo ich auch schlafe, Mittag- und Abendessen unten im Restaurant. Das Mittagessen ist warm, zum Abendessen bekommen wir Brote. Okay. Das kann ich mir merken. Aber als die Pflegerin weiterspricht, übers Duschen, Anziehen, Schlafen und Aufstehen, komme ich nicht mehr mit. Und als sie von der Physiotherapie anfängt, von der Logopädie, von den Tests, die der Psychologe machen will, und von der Ergotherapie, steige ich ganz aus. »Lassen Sie nur«, meint sie. »Wir essen jetzt erst mal etwas.«

Ich schaue sie an. Ich begreife es nicht. Wohin will sie? Was hat sie vor? Ich sitze in diesem Zimmer, das nicht meines ist, an einem fremden Ort, mit Peter, der nicht hierbleiben wird, in einer Umgebung, wo ich nicht sein will. Ich will nach Hause. Die Schwester kommt zurück und stellt mir zwei Butterbrote und ein Glas Milch hin. Sie sagt: »Immer mit der Ruhe. Das findet sich schon alles. Zuerst essen. Dann ein bisschen schlafen. Eins nach dem anderen.«

Allein

Peter ist weg. Nach dem Mittagessen ist er gegangen. Ich wollte, dass er bleibt. Ich fand, er hätte hierbleiben müssen. Er kann mich doch nicht hier allein lassen, bei kranken Menschen, Menschen, die sich seltsam benehmen, Menschen, die den Blick in die Ferne gerichtet haben, Menschen, die nur mithilfe einer Pflegerin das tun können, was sie früher selbst erledigt haben. Ich suche nach einem Satz, einem Wort, damit er hierbleibt. Ich suche nach einer Möglichkeit, ihn verstehen zu lassen, dass er nicht weggehen darf. Aber es gelingt mir nicht. Er begreift mich nicht, er kann mich gar nicht begreifen. Er hat gelächelt. Seine Augen waren feucht. Er hat mich in den Arm genommen. Und dann ist er weggegangen. Ich bin allein.

Zehn Minuten später kommt eine Pflegerin herein. Sie will mich zum Essen abholen. »Noch mal hier oben. Wir müssen schauen, wie gut das bei Ihnen mit dem Schlucken funktioniert.« Ich möchte etwas dazu sagen, aber die Pflegerin spricht schon von etwas anderem: von meinem Rollstuhl. In der Zimmerecke steht ein solcher Stuhl mit zwei Rädern, da soll ich mich hineinsetzen. Die Schwester schiebt den Stuhl ganz dicht an meine Beine, »je näher dran, desto besser«. Jetzt soll ich vom Bett aufstehen und mich in den Rollstuhl setzen. Das schaffe ich, aber ich bin so müde, als wäre ich eine weite Strecke gesprintet.

Die Pflegerin schiebt mich, aber, so sagt sie, morgen werde ich mit der Ergotherapeutin zu den Männern gehen, die sich um alles kümmern, was Rollstühle, Rollatoren und Krücken betrifft. »Dann lernen Sie auch, wie man sich mit so einem Hilfsmittel fortbewegt.«

Auch diese Pflegerin ist freundlich. Sie ist jünger als die anderen. Sie ist, nehme ich an, etwa so alt wie ich. Ungefähr vierunddreißig. Halblange braune Haare, braune Augen und weiße Turnschuhe. Ich will sie fragen, ob sie wirklich Mitte dreißig ist und ob sie gern hier arbeitet. Aber ich tue es nicht. Ich muss mich konzentrieren. Sie fährt mich aus dem Zimmer, über den Flur, in einen Saal, wo auf einem Tisch Teller und Besteck stehen. An den anderen drei Tischen sitzt niemand.

Sie fährt mich zu dem gedeckten Tisch. Sie gibt mir ein Glas Milch und möchte wissen, was ich essen will. Ich schaue sie an und bin traurig. Ich will weg, ich will allein sein, ich will zu Hause sein, und ich will essen. Aber ich weiß nicht, wie, und ich weiß nicht, was. Ich sage nichts, ich murmele nur etwas und schaue wahrscheinlich verzweifelt, denn die Schwester nimmt alles, was auf dem Tisch steht, und stellt es nebeneinander vor mir auf. Käse, Schinken, Erdnussbutter, Schokostreusel. Was ich auf dem Brot haben möchte? Auf meinem Gesicht erscheint so etwas wie ein Lachen. »Schokostreusel.«

Duschen

Duschen auf einem Stuhl. In einem Zimmer, das groß genug ist für ein Bett. Für zwei Betten, genau genommen. Im Liegen wird hier auch geduscht. Auf Tragen, die nass werden dürfen. Denn es gibt auch Leute, die nicht sitzen dürfen oder können. Die Tag und Nacht liegen. Die warten, bis es ihnen besser geht, und warten, bis sie wissen, in welchem Maße es ihnen besser geht.

Die Frau, die mich duscht, summt leise vor sich hin, während sie mich wäscht. Ich schaue auf meinen Bauch. Der ist rund und noch größer als gestern, finde ich. Ich wiederhole für mich den Namen meiner Tochter. »Julie, Julie, Julie.« Das lenkt mich von dem ab, was gerade passiert. Für einen Moment jedenfalls. Dann muss ich zur Toilette. Die Frau, die mich duscht, oder besser gesagt die Pflegerin, ist gerade mit einem Arm beschäftigt und schaut erstaunt, als ich sie bitte. Aber das WC ist im selben Zimmer, und ich muss so dringend. Die Pflegerin scheint kurz zu zögern, sagt aber dann: »Natürlich.« Es klingt verärgert. »Wir müssen nur eben Ihre Position verändern.«

Ich verstehe nicht, was sie meint, werde aber in meinen Rollstuhl gesetzt, und es wird ein großes Handtuch um mich geschlagen. Zwei Meter weiter muss ich wieder aus dem Rollstuhl raus und setze mich auf die Toilette. Ich muss pinkeln. Die Pflegerin sagt, es ist »praktischer, wenn man vor dem

Duschen geht«. Aber ich kann mich unmöglich daran erinnern, wann ich zuletzt auf der Toilette gewesen bin – vor einer Stunde, vor einer Viertelstunde, gestern? Vielleicht wirklich direkt vor dem Duschen. Ich weiß es nicht mehr. Als ich zurück unter der Dusche bin, fängt die Pflegerin wieder mit der Sache von gestern an. Zeiten und Termine, Frühstück, Mittagessen und Abendessen und das Schlafen tagsüber. Sie macht zwischendurch einen Witz und lächelt. Sie fragt, ob alles klar ist. Ich sage Ja. Zwei Mal. Aber als ich zu wiederholen versuche, was sie gesagt hat, weiß ich nur, dass es darum geht, wann ich was zu tun habe. Aber um wie viel Uhr ich wo sein oder was ich tun muss, ist mir ein Rätsel. Vom Warum ganz zu schweigen.

Frühstück

Zwei Pflegerinnen helfen mir beim Anziehen. Bei der Jogginghose, den Socken und den Turnschuhen; den Rest muss, darf ich allein erledigen. Es ist Zeit fürs Frühstück. Der Tag hat gerade erst angefangen, und ich bin müde, so müde. Am liebsten würde ich schlafen, mich vom Duschen ausruhen, nur ein Stündchen. Geht das? Die Pflegerin, die mich geduscht hat, reagiert gereizt. »Schlafen können Sie am Nachmittag, aber nicht jetzt.« Ich schaue sie an, aber ich sage oder tue nichts. Ich weiß nicht, was ich tun soll. Ärgerlich sagt sie jetzt: »Kommen Sie, Sie müssen erst essen. Frühstück. Kommen Sie. Kommen Sie.«

Die andere ist ruhiger. »Kommen Sie«, sagt auch sie, aber sie klingt freundlicher, netter als ihre Kollegin. Sie stellt mir den Rollstuhl ans Bett. Ich schaue sie an, nicke und lasse mich in den Stuhl sinken.

Sie fährt mich zum Speisesaal. Auf dem Tisch stehen Schalen mit Käse und Wurst. Und Brot. Und Schokoladencreme, Marmelade, Schokoladenstreusel und Erdnussbutter und Kannen mit Milch und Buttermilch. Ich murmele den Leuten, die am Tisch sitzen, ein »Guten Morgen« zu. Zwei Männer erwidern den Gruß. Ein bisschen undeutlich, eher zu sich selbst als zu mir. Einer grüßt laut. Er schreit fast. Sagt dann im selben Ton, dass ich es mir schmecken lassen soll. Niemand reagiert darauf. Ich auch nicht. Eine Frau tauscht die leeren

Thermoskannen mit Kaffee und Tee gegen volle aus. Sie sagt immer wieder: »Und hier ist noch eine. Bitte sehr.« Ein Mann antwortet: »Vielen Dank.« Dann macht er noch einen Witz, aber den verstehe ich nicht. Die anderen schauen nach draußen oder auf ihre Teller oder machen sich auf den Weg hinaus. Die Schwester setzt sich zu mir. Ich will Käse und Schokostreusel. Und Tee und Milch. Keinen Kaffee, nein, nein. Kaffee ist widerlich, finde ich. Sie schmiert mir mein Brot, sagt aber: »Das ist das letzte Mal. Beim nächsten Mal müssen Sie das selber machen.«

Die Schwester lacht freundlich, als sie meinen fragenden Blick sieht. Sie sagt: »Ich zeige Ihnen, wie das geht. Es ist gar nicht so schwer, wie es aussieht.« Sie nimmt sich ein Brettchen, auf dem an verschiedenen Stellen Dornen angebracht sind. »Da legen Sie Ihr Brot drauf, und die Dornen sorgen dafür, dass es nicht wegrutscht. Das geht auch mit Butter, mit Marmelade oder Käse. So brauchen Sie nur eine Hand, um sich ein Brot zu schmieren. Versuchen Sie's mal.«

Ich schaue sie verwirrt an. Dornen. Ein Brettchen. Ein Brot. Ich soll etwas tun. Mit dem Brot. Und dem Brettchen, glaube ich. Aber ich weiß nicht, was. Nicht mehr. Gerade habe ich kurz geglaubt, ich begreife es. Aber das war ganz schnell wieder vorbei, und nur drei Dinge sind übrig geblieben – Dornen, ein Brettchen, ein Brot – ohne dass es da irgendeinen Zusammenhang gäbe. Ich schaue die Pflegerin an. Schüttele den Kopf. Sie muss es mir noch einmal erklären, und noch einmal, bis ich es mir merken kann. Als ich schließlich ein halbes Brot geschmiert, es zusammengeklappt und mir zufrieden in den Mund gestopft habe, schaue ich mich um. Bis auf die Pflegerin ist niemand mehr im Saal.

Irrtum

Ich sitze auf dem Bett, als sie mich holen kommt. Mein Kopfteil ist halb hochgestellt. Neben mir liegt eine Zeitschrift. Die habe ich in die Hand genommen, weil ich das immer gemacht habe, mich mit einer Zeitschrift aufs Bett legen. Aber ich weiß eigentlich gar nicht, was ich damit anfangen soll. Ich habe sie mir angeschaut und wieder zur Seite gelegt. Die Frau, etwa fünfunddreißig Jahre alt, sagt, sie ist Physiotherapeutin. In den kommenden Wochen wird sie mich zusammen mit einem Kollegen behandeln. »Beim nächsten Mal können Sie das sicher schon allein, aber jetzt gehen wir zusammen hin«, erklärt sie. »Zwei Mal am Tag kommen Sie zu uns. Wir werden beobachten, wie es Ihnen geht, und die Übungen entsprechend anpassen, aber Sie sollten uns auch unbedingt sagen, wenn es zu viel oder zu wenig ist. Dann berücksichtigen wir das.«

Sie hilft mir in den Rollstuhl und fährt mich durch den Flur zum Physiotherapiezimmer. An den Wänden hängen Poster, Karten und Texte; die Bälle, die in einem Netz an der Wand auf Patienten warten, sind rot, gelb und blau.

Rechts ist Platz für die Behandlungen. Dort gibt es fünf Plätze. Man kann auf einer Liege, auf einer Bank oder in einem Rollstuhl sitzen, oder man steht. Die Physiotherapeutin hilft mir aus dem Rollstuhl auf die Bank und fragt mich, ob ich bequem sitze. »Wenn etwas ist, müssen Sie es unbedingt sagen, ja?«

Am Fenster sitzen zwei Patienten und unterhalten sich. Der eine im Rollstuhl, der andere auf einem Stuhl. Sein Rollator steht rechts neben ihm. Die beiden sprechen laut, zu laut. Es geht darum, wie lange sie noch hierbleiben müssen. Das große, hohe Fenster hinter ihnen lenkt mich ab. Ich schaue nach draußen, und weil ich sitze, kann ich nur die Baumwipfel und die Wolken am Himmel sehen. Eine große Wolke zieht vorüber, ansonsten ist alles blau. Ich denke kurz an Griechenland, an die Hitze und die Trägheit des Peloponnes. Ein seltsames Wort, das mir da plötzlich einfällt. Bin ich schon mal dort gewesen? Wann? Mit Peter? Und wieso?

»In Ordnung?« Die Physiotherapeutin wartet auf meine Reaktion. Ich nicke. Ich würde ihr gern sagen, dass es ein Irrtum ist, dass ich hier bin. Dass sich das schnell herausstellen wird. Vielleicht nicht gleich morgen, aber bald wird deutlich werden, dass es mir eigentlich richtig gut geht. Das es nicht so schlimm ist, wie es aussieht. Dass ich es sehr nett von ihr finde, dass sie sich so viel Mühe gibt, aber dass sie sich keine Sorgen zu machen braucht, weil ich schon innerhalb kurzer Zeit wieder ganz normal laufen und meinen Arm benutzen werde. Aber ich sage es nicht. Ich sage nur: »Ja.« Sie lächelt. »Wir fangen mit Ihrem Arm an. Mit ein paar Übungen. Ihr Bein kommt dann heute Nachmittag dran.« Sie schiebt meine Hand zu meiner Schulter und zieht sie wieder zurück. Das tut sie ungefähr fünf Mal. Danach streckt sie meinen Arm und schiebt ihn nach außen. Zum Schluss schiebt sie meinen Arm nach oben. Sie macht das nur fünf Mal, aber als sie fertig ist, habe ich das Gefühl, ich hätte stundenlang Sport getrieben. Sie hilft mir in den Rollstuhl. Jetzt muss ich allein zurück ins Zimmer kommen. Ich versuche, geradeaus zu fahren, stoße aber gegen einen Schreibtisch. Mein rechter Arm fühlt sich schwach an, zu schwach, als dass ich weiterfahren könnte und an dem Schreibtisch vorbeikäme. Ich schaue sie hilflos an. Sie bringt mich zurück in mein Zimmer. »Das macht nichts«, sagt sie. Ich frage mich, ob es wirklich ein Irrtum ist, dass ich hier bin. Ich bekomme Angst. Dann schlafe ich auf meinem Bett tief und fest ein.

Alles

Alles neu lernen. Alles. Neu lernen. Die Ergotherapeutin lacht und schaut mich erwartungsvoll an. Sie hat sich gerade vorgestellt. Sie heißt Marieke – an den Namen kann ich mich noch erinnern – und ist ungefähr vierzig. Sie sitzt bei mir im Zimmer. Aber das bleibt nicht so, hat sie gesagt. Von jetzt an kommt sie nicht mehr zu mir, sondern ich gehe zu ihr. In eines der Zimmer unten. Ich begreife das nicht. Welche Zimmer? Wo unten? Und wieso soll ich alles neu lernen? Ich weiß nicht, was alles ist, und ich weiß nicht, wie ich es lernen soll. Es gelingt mir nicht, ihr das zu erklären oder sie zu fragen, was sie meint. Ich schüttele den Kopf. Ich sage: »Nicht jetzt, jetzt nicht. Bitte.« Ich schüttele noch einmal den Kopf. Und ich sage: »Ich will ja sagen, was ich meine, aber ich weiß nicht, was ich meine.«

Marieke lächelt, schaut aber besorgt. Sie legt ihre Hand auf meine und tätschelt sie sanft. »Wir gehen das Ganze ruhig an. Alles zu seiner Zeit.« Das wiederhole ich. Erst in Gedanken, dann laut.

Sie lächelt wieder, und ihr besorgter Blick ist verschwunden. Sie steht auf, stellt sich gerade hin und sagt: »Wir fangen mit dem Rollstuhl an. Können Sie sich da reinsetzen? Dann ziehen wir los. Kommen Sie.«

Ich hieve die Beine über den Bettrand, stehe auf und setze mich in meinen Rollstuhl. Geschickter und schneller als vorher. Fast stolz lasse ich mich auf den Flur schieben, in den Aufzug fahren und zu den Rollstuhlherren bringen.

Zwei Männer – ein alter und ein junger – schauen sich den Rollstuhl an und nehmen allerlei Anpassungen vor. Zusätzliche Räder, ein Kissen, damit ich höher sitze, und eine Tischplatte, die sich wegklappen lässt. »Gut so?«, fragen sie bei jedem Schritt. Ich sage: »Ja, gut so, vielen Dank«, aber ich habe keine Ahnung, worauf ich achten muss.

Ich soll selbst versuchen, im Rollstuhl zu fahren. Nach ein paar Versuchen klappt es. Wenigstens ein bisschen. Ich bin froh, aber müde. Erschöpft. Ich sage nichts, nicht »Gut«, nicht »Danke«, nicht »Ich kann nicht mehr«. Nichts. Marieke bemerkt es und sagt: »Es ist genug. Sie fahren jetzt wieder nach oben. Ich bringe Sie. Sie müssen sich ausruhen.«

Präsident

»Obama wird Präsident.« Meine älteste Schwester schaut mich an. Froh, aufgeregt. »Schau«, sagt sie und zeigt mir eine Zeitung. Ein Foto auf der Titelseite, von einem Mann, einer Frau und ihren beiden Kindern. Ich weiß, dass das Amerikaner sind; da sind überall Fahnen. Ich weiß, dass sie einen Sieg feiern, denn die Menge jubelt ihnen zu. Und ich weiß wieder, dass das die erste Seite einer Zeitung und ein Foto aus den Nachrichten sind. Aber wovon redet meine Schwester? Warum ist sie so aufgeregt? Sie trägt noch ihren Mantel; draußen ist es kalt, aber hier nicht. Ich will etwas dazu sagen, aber ich tue es nicht. Ich werde von der Wand hinter ihr abgelenkt. Nicht, dass da etwas zu sehen wäre. Es ist ganz einfach eine Wand.

Sie setzt sich hin. Leiser sagt sie: »Barack Obama hat die Wahlen gewonnen. Er wird Präsident.«

Wieder schaue ich sie an. Ich verstehe es nicht. »Barack«, wiederhole ich fragend. »Welcher Barack?« Meine Schwester zieht sich den Mantel aus, nimmt den Schal ab und setzt sich wieder hin. In ihrem Blick hat sich etwas verändert. Die Freude ist verschwunden. Sie sieht jetzt besorgt aus. »Es gab Wahlen in Amerika. Du hast sie verfolgt, wolltest alles darüber wissen. Barack Obama ist der erste farbige Präsidentschaftskandidat. Und weil er dabei war, haben auch Amerikaner abgestimmt, die das normalerweise nicht getan hätten. Er macht vielen Leuten Hoffnung auf eine bessere Zukunft. Du hast gehofft, er würde Präsident werden. Nicht nur, weil er sympathisch wirkt, nicht einmal, weil er Demokrat ist oder weil er, wenn er gewinnen würde, mit der George W. Bush-Regierung ein Ende machen würde, mit dem Kriegsjargon, sondern vor allem, weil er weiß, wie man Menschen zur Politik bringt, die normalerweise durch das Raster fallen. Das fandest du sehr interessant. Und jetzt ist gemeldet worden, dass er die Wahlen gewonnen hat.«

Ich schaue sie immer noch an. Und sie mich. Hoffnungsvoll. Aber ich verstehe nicht, wovon sie spricht. Ich begreife nicht, wer dieser Mann ist. Ich begreife nicht, wer ihn gewählt hat. Und warum. Ich weiß nicht, dass es so etwas wie Wahlen gibt. Denn was ist das überhaupt, Wahlen? Das sage ich zu meiner Schwester. »Ich weiß nicht, was Wahlen sind.«

Meine Schwester faltet die Zeitung zusammen. Legt sie weg. Sie sieht erschrocken und verwundert aus. Aber sie sagt: »Das wird schon wieder. Nur langsam.«

Früh am Morgen

Ich werde wach. Es ist ganz früh am Morgen. Ich muss dringend aufs Klo. Ganz dringend. Ich komme irgendwie aus dem Bett, kriege den Oberkörper hoch; das ist schwer, weil mein Bauch so dick ist. Dann den rechten Arm, das linke Bein nach draußen, das rechte Bein nach draußen. Das geht langsamer. Ich halte mich am Rollator fest und stecke die Füße in Turnschuhe. Schnürsenkel zu. Hinstellen. Ich versuche, schnell zu gehen, hinter meinem Rollator her. Ich stolpere, falle aber nicht hin. Dann pinkele ich. Einfach so. Ich schaue nach unten und sehe, wie die Flüssigkeit meine Turnschuhe trifft und dann auf dem Boden landet. Ich erschrecke. Was ist nur mit mir los? Was ist passiert?

So war ich doch vorher nicht. So etwas habe ich nicht gemacht. Hier stimmt etwas nicht. Ich will die Pfütze selbst aufwischen, damit die Pflegekräfte sie nicht sehen. Aber das Handtuch hängt am anderen Ende meines Zimmers, neben dem Wasserhahn, wo ich mich waschen könnte. Und die saubere Kleidung liegt wieder auf der anderen Seite. Es ist zu viel und zu kompliziert. Ich bin verwirrt. Ich weiß nicht mehr, wo ich hinwollte und warum. Ich stehe einfach nur da.

Eine Pflegerin läuft vorbei. Ich rufe nach ihr, oder eigentlich rufe ich leise um Hilfe, flehentlich fast. Sie kommt herein und sieht, was passiert ist. Sie sagt: »Das ist nicht schlimm, so etwas passiert schon mal. Wir können Ihnen für die Nacht eine Windel geben.« Ich schaue sie an. Schüttele den Kopf. So heftig, dass sie erschrickt.

»Okay«, sagt sie, »keine Windel. Fürs Erste.«

Ein bisschen fluchen

Zum Mittagessen muss ich aus der ersten Etage ins Erdgeschoss. Ich muss, so erklärt mir die Pflegerin, den Lift nehmen. »Wenn Sie unten sind, verlassen Sie den Aufzug, gehen um die Ecke nach links, dann noch mal, und dann folgen Sie dem Flur nach rechts. Da sehen Sie dann schon die Schlange fürs Mittagessen. Und stellen sich da einfach an.«

Ich schaue die Pflegerin an. Sie hat ein freundliches, mütterliches Gesicht. Sie hat kurze blonde Haare und blaue Augen. Sie ist diejenige, die das Begrüßungsgespräch mit mir geführt hat. Das muss vorgestern oder am Tag davor gewesen sein. Sie hat mir alles über das Essen, Trinken, Schlafen, Duschen und Auf-die-Toilette-Gehen erzählt. Und sie hat gesagt, dass alles in den kommenden Tagen einfacher würde.

Jetzt sitzt sie wieder bei mir im Zimmer. Ich habe gestern auf »meiner« Etage gegessen. Ich darf, muss jetzt unten essen.

Die Pflegerin scheint sich darüber zu freuen. Sie lächelt voller Herzlichkeit. »Haben Sie das verstanden?« Ich schaue sie wieder an und denke nach. »Der Lift, und eine Schlange.« Ich sage es fast stolz. Die Pflegerin schaut mich an. Sie schüttelt den Kopf. Sagt: »Setzen Sie sich in den Rollstuhl. Ich komme mit Ihnen mit.« Als wir unten angekommen sind, muss ich mich in der Schlange mit allen anderen Krüppeln, Lahmen und Rollstuhlbenutzern anstellen. Die meisten sagen nichts, oder sie murmeln etwas. Ich bin eine der Jüngsten.

Die Pflegerin winkt einer freiwilligen Helferin. Die kommt herbei, sagt »Hallo« und nimmt sich ein Tablett. »So«, sagt sie, während die Krankenschwester weggeht, »jetzt schauen wir, was wir alles brauchen.« Sie nimmt Besteck, Salz, Pfeffer, eine Serviette und ein Glas, und alles kommt auf mein Tablett. »So«, sagt sie wieder, »jetzt haben wir alles.«

Ich bin inzwischen bei einer der Frauen angekommen, die einem das Essen auftun. Viel, sehr viel Kartoffelpüree mit viel, sehr viel Soße kommt auf den Teller. Dann noch Fleisch – »Beefsteak, Schweineschnitzel oder lieber Huhn?« – und Gemüse – Karotten und Bohnen – dazu. »So.« Auch diese Frau fängt ihre Sätze gern mit »So« an. »Guten Appetit.«

»Meine« Freiwillige zeigt auf einen der langen Tische. Ich begreife, dass ich da hinmuss. Mit der linken Hand manövriere ich meinen Rollstuhl in die Richtung der Leute, die da am Tisch sitzen. Ich komme einen, vielleicht zwei Meter vorwärts. Dann gerate ich so sehr in die falsche Richtung, dass ich es aufgebe und mit verschränkten Armen sitzen bleibe. Ich weiß wirklich nicht, wie ich es anstellen soll, einfach geradeaus zu fahren.

Die Freiwillige geht zum Tisch, stellt mein Tablett ab und kommt wieder zu mir. Diesmal sagt sie nichts, sondern schiebt mich nur. Ich bin froh, dass sie den Mund hält. Sie stellt mich am Tisch ab, vor meinem Tablett und zwischen Patienten aus meiner Abteilung. Die nicken oder murmeln »Guten Appetit« und schauen wieder auf ihre Teller. Ich glaube, ich nicke auch. Ich schaue auf mein Essen, nehme eine Gabel, lasse das Messer liegen und esse einen Happen. Ohne mich umzusehen, weiß ich, dass ich Teil der bleichen Masse am Tisch bin. Ich gehöre zu den Patienten, zu diesen armseligen Wesen, die man fast nicht mehr als Menschen bezeichnen kann. Wie ich sie hasse. Ich will weg, weg von ihnen, weg von den ernst dreinschauenden Ärzten, den munteren Pflegerinnen, der bedrückten Freiwilligen, den Kartoffeln und dem nach nichts schmeckenden Fleisch. Weg vom Kranksein. Zum ersten Mal, seit ich im Krankenhaus bin, fluche ich. Ein bisschen. »Blöder Dreck.«

Zu Hause

Nach einer Woche in der Reha darf ich für kurze Zeit heim. Eine ganze Nacht darf ich zu Hause verbringen. Ich ziehe mich an, schöne Sachen. Ich habe eine rote Bluse an, meine Umstandsbluse, die ich mir am Ende des Sommers gekauft habe. Ich war damals so stolz, so froh, so selbstbewusst wie noch nie zuvor in meinem Leben. Dass ich unter der Bluse jetzt eine Hose und Turnschuhe anhabe, ist egal.

Ich mache mich sogar zurecht. Ein bisschen, mit einer Hand, aber es sieht besser aus als gar nichts. Und meine Haare binde ich zu einem Pferdeschwanz zusammen. Das kann ich seit einiger Zeit, mit einer Hand die Haare festhalten, mit der anderen das Gummi drumherumschieben. Es gelingt mir auch diesmal. Und um das zu beweisen, mache ich es gleich noch mal. Ha, hat geklappt. Schon wieder.

Ich setze mich jetzt kurz, oder besser, ich lege mich hin, nur eine Viertelstunde. Nicht zum Schlafen, nur kurz zum Ausruhen.

Ich kann Peter spüren. Seine Lippen auf meinen, seine Hand in meinem Haar. Er sagt: »Aufwachen, Mädchen«, und ich öffne die Augen. Ich glaube, dass wir im Urlaub sind, dass wir am Strand liegen, dass unser Mädchen bei uns ist, dass die Sonne scheint. Peter sagt mir, wie spät es ist und dass wir losmüssen. Ich erschrecke. Vor zwei Stunden habe ich die Augen zugemacht. Weg. Nichts geträumt, nichts. Einfach weg.

Er packt meine Tasche, zieht mir die Schuhe an, die Jacke, hilft mir in den Rollstuhl. Er fährt mich durch den Flur. Am Schwesternzimmer hält er an. Ich greife ein. Ich will fragen, ob sie meine Medikamente haben. Ich bin erwachsen, ich kann das selbst. Aber als es zu lange dauert, weil mir das Wort »Medikamente« nicht einfällt, übernimmt Peter das Sprechen für mich. Er unterhält sich mit den beiden Frauen, bringt sie zum Lachen; er lacht jetzt auch, er bekommt die Medikamente. Ich schaue mir das Ganze an und begreife die Scherze nicht.

Zu Hause sieht es aus wie bei mir zu Hause, aber das ist es nicht. Oder besser: Das ist es schon, aber es fühlt sich nicht so an. Drei Fotos von mir stehen zwischen den Büchern. Sie sind aufgenommen worden, bevor ich ins Krankenhaus kam. Eines vom Sommer, eines von der Seite, sodass man meinen Bauch sieht, und eines, auf dem ich in Griechenland auf einer Caféterrasse sitze. Ich hatte keine Abzüge machen lassen. Peter muss das getan haben.

Außerdem ist das Haus aufgeräumt. Zu ordentlich. Zu sauber. Ich bin jetzt fast einen Monat lang nicht hier gewesen.

Ich will nach oben. Ich muss das Kinderzimmer sehen. Ich bitte Peter, mir zu helfen, und zusammen kämpfen wir uns die Treppe hoch.

Im Kinderzimmer steht ein altes Schränkchen, das meine Mutter als Wickelkommode für meine Schwestern und mich benutzt hat. Darauf lag früher ein Schaumstoffkissen, darüber ein Plastiklaken mit Streifen in Weiß und Orange. Das Kissen hatte ich schon heruntergenommen. Aber weiter noch nichts. Die dunkelgrüne Farbe hatte ich noch nicht entfernt.

Jetzt steht da eine wunderschöne weiße Kommode. Darauf liegt ein Kissen, auf dem man das Baby anziehen kann. Peters Töchter haben ihm geholfen. Ich sehe sie vor mir. Sehe vor mir, wie sie die Kommode anstreichen. Ich lächle.

Mailen

Der Physiotherapeut schaut mich an. Er hat mich an einen Tisch gesetzt. Der Raum ist so eingeteilt, dass rechts die Patienten behandelt werden. Links ist der Tisch der Therapeuten; dort machen sie Telefonanrufe, arbeiten am Computer oder sitzen einfach nur so da. Der Raum hat die Form eines L. Im kürzeren Teil machen die Patienten ihre Übungen: Sie müssen Bälle werfen und fangen, auf einem Bein hüpfen, mit einem Therapieball einen Parcours durchlaufen. Dort gibt es auch einen Tisch. Darauf steht ein Computer. »Schauen Sie«, sagt der Physiotherapeut optimistisch, »da können Sie jemandem eine Mail schicken.«

Ich setze mich hin. Ich schaue ihn an und begreife nicht, was er will, aber das sage ich ihm nicht. Ich bin zu sehr darauf konzentriert herauszufinden, warum ich an einem Computer sitze, mit dem ich Mails verschicken kann. Was war das noch gleich? Jemandem eine Mail schicken. Wem? Und was? Und wie?

Der Physiotherapeut klopft mir ermutigend auf die Schulter. Er schlägt vor, dass wir Peter eine Mail schicken. »Der freut sich sicher über eine Nachricht von Ihnen.« Er öffnet eine Seite, schreibt Peters Mailadresse von einem Zettel ab und zeigt auf den Bildschirm. »Machen Sie einfach. Einfach tippen.«

Ich schaue ihn an. Er ist nett. Er hat kurzes graues Haar,

hinten leicht stufig geschnitten. Vorne steht es ein bisschen hoch. Von allein, so scheint es. Er hat eine ganz kleine Brille, zumindest eine mit kleinen Gläsern. Sie sind so groß wie seine Augen. Freundliche Augen. Die Brille hat keinen Rahmen. Nur zwei ovale Gläser, zwei Füßchen und eine Brücke aus Metall zwischen den beiden Gläsern.

Er trägt ein blauweißes Hemd und eine beigefarbene Hose. Heute ist das Hemd kariert, morgen vielleicht gestreift oder einfarbig. Seine Hose morgen kann eine Jeans oder eine normale dunkelblaue Hose sein. So etwas. Nichts Auffallendes, und etwas Schrilles käme gar nicht infrage.

»Simonne?« Ich schaue ihn wieder an. Er hat mich etwas gefragt. Er hat etwas gesagt. Er zeigt auf den Bildschirm vor mir. Eine leere Mail wartet auf mich. Shit, ich muss etwas tun. Aber was?

Er fordert mich wieder auf, etwas zu schreiben, etwas, was ich loswerden möchte. Ich denke nach. Etwas schreiben. Etwas sagen. Etwas mitteilen. Ich weiß es nicht.

»Worüber denn?«

»Irgendetwas«, sagt er, »über Sie selbst.«

Ich schaue ihn an. Ich weiß nicht, was er meint. Er lächelt und sagt: »Ich muss kurz telefonieren. Überlegen Sie einfach in Ruhe.«

Als er wiederkommt – ich weiß nicht, wie lange er weg war; es können ein paar Minuten gewesen sein oder auch eine Viertelstunde –, steht da etwas. Ein leuchtendes Wort auf dem Bildschirm. Ich will es ihm zeigen. »Hallo« steht da. Mit der linken Hand eingetippt, das schon, aber ich habe es geschafft. Ich bin stolz und froh. Und ich lache, damit er das merkt.

Aber er lacht nicht. Er fragt, ob das alles ist. Ob ich Peter wirklich nicht mehr schreiben will. Ob ich ihm nicht erzählen möchte, wie es hier ist, oder ihn fragen will, wie es ihm geht. Ich fühle mich schrecklich, als mir klar wird, dass auch dieser Mann, den ich nett finde und der vertrauenswürdig wirkt, mich nicht versteht – oder ich ihn nicht. Ich will etwas sagen, ihm etwas begreiflich machen, aber ich sage nur: »Tut mir leid.«

Er sagt: »Lassen wir's gut sein für heute.« Er klickt die Mail weg. »Schlafen Sie ein bisschen, legen Sie sich kurz hin. Bald gibt's Mittagessen.«

Ich nehme meinen Rollator, verabschiede mich und gehe auf mein Zimmer. Dort wird mir bewusst, dass ich nichts, aber auch gar nichts von dem verstanden habe, was gerade eben passiert ist.

Wegfahren

Maartje kommt zu Besuch. Ich habe mich ein bisschen zurechtgemacht und mir die Haare gebürstet. Ich habe mir ein sauberes T-Shirt angezogen. Ich warte in meinem Zimmer, zwischen den ganzen Karten und Blumen. Ich freue mich auf den Besuch. Es fühlt sich an wie früher, als ich klein war und meinen Geburtstag gefeiert habe. Ein Fest, für mich. Die Kerzen waren noch nicht angezündet, aber alles deutete darauf hin, dass wir gleich essen und feiern würden. Die Getränke, Apfelsaft oder Orangensaft, und die Teller standen schon bereit. Es gab Luftschlangen über dem Tisch und auf meinem Stuhl, der an diesem Tag am Kopfende des Tisches stand. Auf dem Stuhl lag eine Krone, aber ich zögerte noch, sie aufzusetzen. Ich wusste nicht, ob sie kaputtgehen würde. Ich überlegte noch hin und her, als es klingelte und der erste Gast erschien.

Maartje kommt herein. Ihr ist kalt, weil draußen Winter ist; sie trägt einen Wollmantel und einen breiten Schal. Darunter einen dicken Winterpullover. Ich lache über so viel Kleidung und sage, dass ich das lustig finde. Aber ich sage auch, dass es an meinem Geburtstag auch so war, dass Freunde und Freundinnen immer warme Pullover und Mäntel anhatten. Aber was hat das eigentlich mit ihr zu tun? Es ist nicht einmal mein Geburtstagsmonat. Ich sehe, dass sie es nicht begreift, aber es gelingt mir nicht, es ihr zu erklären. Ich fange einen Satz an und weiß dann nicht mehr, was ich sagen wollte und warum. Ich schüttele den Kopf und zucke die Achseln. Maartje greift ein. Sie sagt: »Komm, wir gehen raus, ich will dir etwas zeigen.« Ihre Augen glänzen, und sie lacht. »Etwas wirklich Schönes.«

Ich schaue sie an und merke, dass ich mich freue. Ich komme eigentlich nie nach draußen. Einfach mal kurz spüren, wie es draußen ist, das kann ich nicht. Ich fahre mittags mit dem Aufzug nach unten, um zu essen, aber danach gehe ich so schnell wie möglich wieder nach oben. Am Abend, wenn es Brote gibt, tue ich das Gleiche. Es ist so, als gäbe es gar kein Draußen. Nur auf der anderen Seite des Fensters, wo man sieht, dass es Winter ist, wenn man hinausschaut: kahle Bäume und früh morgens Frost auf dem Boden und auf den Sträuchern. Es ist lange dunkel, und es wird früh Abend. Aber man spürt es nicht. Man ist drinnen, und da bleibt man auch. Ich lache und nicke. »Ja, nach draußen.« Ich deute auf meinen Mantel und nehme Maartjes Arm. Wir fahren mit dem Rollator nach unten. Den Rollstuhl will ich so wenig wie möglich benutzen. Bevor wir durch die Glastür nach draußen gehen, lasse ich den Rollator stehen. Ich laufe an Maartjes Arm die Auffahrt entlang.

Was für ein Akt, denke ich, aber Maartje ist nichts anzumerken. Kein Schnaufen, keine Müdigkeit, kein Schweiß auf der Stirn. Maartje geht zu einem Auto, drückt auf einen Öffner, den sie bei sich hat, und macht die Tür auf. Sie sagt: »Voilà. Setz dich.« In ihrem schwarzen Wagen komme ich mir vor wie eine Prominente mit einem wichtigen Beruf. Oder so. Maartje aktiviert die Sitzheizung, stellt Musik an und zeigt mir allerlei Leuchten und Lämpchen. Sie erzählt mir dazu alles Mögliche. Aber ich denke nur: Wegfahren in die Vergangenheit, geht das auch?

Unruhig

Ich hänge drei Karten in meinem Zimmer auf, wie ein kleines Mädchen. Ich zähle alle Karten, die da schon hängen, insgesamt zweiundsiebzig. Ich bekomme sehr gern Post. Ich genieße das Aufmachen, das Lesen, wer da was geschrieben hat, und natürlich gefällt mir auch die Karte selbst. Und ich mag es, einen Platz dafür zu suchen. Eigentlich müsste ich mich umziehen, aber die Karten lagen da, als ich in mein Zimmer kam. Ich kam von unten, vom Schwimmen. Ich hatte meinen Rollator zur Seite gestellt und war ins Wasser gegangen.

Oder besser gesagt: Ich saß am Rand des Schwimmbeckens und wollte mich hineingleiten lassen. Aber das sollte ich nicht. Zwei Leute, eine junge Frau und ein junger Mann, hielten mich davon ab. Er rief ziemlich laut und resolut, sie kam auf mich zu und wies mich auf die Leiter zwei Meter weiter hin. Eine Leiter, die langsam ins Wasser absackte. Für Behinderte. Für Leute wie mich. Und ich durfte erst davon weg, als die junge Frau im Badeanzug sagte, wir wären so weit.

Ich ärgerte mich, tat aber, was die beiden sagten. Als ich dann im Wasser war, gefiel es mir nicht. Ich musste mit einem Gummistab vor der Brust schwimmen. Nur so konnte ich mich über Wasser halten. Es war anstrengend, und es tat meiner rechten Seite nicht gut. Es war, als fühlte ich hier im Schwimmbecken stärker als irgendwo sonst, dass ich nicht problemlos alles konnte. Als ich aus dem Becken kletterte – auch dafür musste ich die spezielle Leiter benutzen –, konnte ich meinen Rollator nicht gleich finden. Ich stand da, tropfnass, erstaunt darüber, wie riesig mein Bauch war, und fragte mich, wie ich hier wegkommen sollte. Ohne Rollator traute ich mich nicht zu laufen. Wegen der Sicherheit meines Kindes und wegen meiner eigenen. Der Mann brachte mir den Rollator, er klopfte mir auf die Schulter und sagte, es sei »ganz prima«, dass ich »es probiert« hatte. Ich schaute aufs Wasser und dachte an Springen, Wende und Handstand und Unterwasserschwimmen. »Nein«, sagte ich. »Nicht prima.« Ich fühlte mich ernüchtert, ohne Hoffnung, und nicht in der Lage, um Hilfe zu bitten. Ich wollte einfach weg, verschwinden, mich in nichts auflösen.

Jetzt bin ich in meinem Zimmer. Ich stehe noch immer mit den Karten in der Hand da. Ich weiß, dass ich mich beeilen muss, mich umziehen, zur Ärztin gehen. Stattdessen stehe ich hier und lese die Texte noch einmal. Da steht, was auf allen Karten steht, mit denselben oder mit anderen Worten. »Durchhalten« und »Wir denken an dich und an dein Kind«. Auf der dritten wünscht mir jemand viel Kraft »und dass es dir schnell wieder besser geht«.

Ich weiß nicht, was ich davon halten soll. Ich freue mich darüber, dass ich Post bekomme. Ich bin froh, dass ich jetzt weiß, dass ich sie lesen muss, und dass ich wieder lesen kann. Eigentlich kam das ganz von selbst. Erst ein bisschen und dann immer mehr.

Ich bin erleichtert, dass die Texte der Kartenschreiber mit der Zeit hoffnungsvoller klingen. Aber ich begreife nicht ganz, warum es nötig ist, dass sie mir schreiben. Ja, ich bin krank, das habe ich verstanden. Ich bin in diesem schrecklichen Zentrum, mit anderen Patienten, denen es, sofern das überhaupt möglich ist, noch schlechter geht als mir. Aber nicht für immer. Ich muss hier nur so lange bleiben, bis ich wieder sagen kann, was ich will, wieder mit beiden Händen essen, mich wieder an Dinge erinnern, wieder schreiben und wieder rennen, schwimmen und tanzen kann.

Dann wird alles wieder normal, und es wird sein, als ob das alles nie passiert wäre. Dann ist es wie ein Traum, ein langer und schlimmer Traum, aber ein Traum. Dann werde ich mein Kind im Arm halten, und alles wird gut.

»Simonne. Si-mon-ne.« Die Pflegerin zieht mich am Arm. Sie nimmt mir die Karten aus der Hand. Dreht den Rollator in Richtung Tür und sagt, dass ich mich beeilen soll, weil ich einen Termin bei der Ärztin habe. Ich schaue an mir herunter und zeige auf meinen Bademantel und das Handtuch um meinen Hals. Sie schüttelt den Kopf. »Sie können sich jetzt nicht mehr umziehen. Sie sind schon zu spät dran.« Sie hat das nicht unfreundlich gesagt, aber man kann hören, dass sie in Eile ist. Darum gehe ich zur Ärztin, wie ich bin, in Turnschuhen und Bademantel.

Als ich vor der Tür stehe, stellt sich heraus, dass ich mich nicht hätte beeilen müssen. Die Ärztin hat noch jemanden bei sich im Sprechzimmer. Als ich an der Reihe bin, fällt mir auf, dass diese Frau etwas tut, was fast alle Ärzte tun. Sie bietet mir einen Stuhl an, und als es zu lange dauert, bis ich sitze, schaut sie auf die Uhr. Als ob die Zeit stehen bleibt, wenn man auf die Uhr schaut. Als ich schließlich sitze, setzt sie sich auch hin. Als ich hier aufgenommen wurde, war ich auch bei ihr. Daran erinnere ich mich, aber worüber wir gesprochen haben, weiß ich kaum noch. Jetzt will sie Dinge wissen, die ganz offensichtlich auch damals Gesprächsthema waren. Über den Rollstuhl, den ich nur noch benutze, um zum Essen zu fahren, ob ich mit dem rechten Bein und Arm Fortschritte mache, über den anstehenden Krankenhausbesuch – morgen muss ich zu einem Termin mit dem Neurologen und dem Gynäkologen – und über das Baby.

Mein Baby. Ich entspanne mich. So wie immer, wenn ich an Julie denke, sie fühle oder einfach nur ihren Namen denke. Die Ärztin sagt, dass sie mich gerade etwas gefragt hat, und schaut mich prüfend an. Sie ist ziemlich jung, noch keine vierzig Jahre; sie hat braune Locken, braune Augen und ein freundliches Lachen. Aber sie ist hektisch. Sogar wenn sie sitzt, bewegt sie sich noch. Die Füße, die Hände und die Schultern. Todmüde wird man davon, finde ich.

Ich möchte sie fragen, wie es ihr geht, ob sie nicht langsamer machen sollte, ob sie sich nicht den Nachmittag freinehmen kann, aber ich tue es nicht, weil mir die Wörter nicht schnell genug einfallen. Sie wiederholt ihre Frage.

»Ja, ich kann sie spüren.« Ich lache. Ich denke an mein Mädchen, an Gesundsein und Nichthiersein. Überall und nirgends, nur nicht hier.

Stützstrümpfe

Ich darf nach Hause. Für zwei Nächte. Nach Hause. Ich sage es zwei Mal zu der Pflegerin. Sie lächelt. In Gedanken wiederhole ich es noch ein paarmal. Peter kommt mich abholen, und während er sich Zeit dabei lässt, meine Tasche zu kontrollieren, meine Medikamente einzupacken und sich zu verabschieden, will ich weg. Einfach nur weg. Von den Pflegekräften, den Patienten und vor allem weg von hier. Zu Hause sein, zu Hause essen, zu Hause schlafen.

Als wir endlich im Auto sitzen, will ich wissen, wo unser altes ist. Wir hatten ein anderes. Es war rot, klein und alt. Dieses hier ist grün, größer und neuer. Peter sagt, dass der Rollstuhl und der Rollator hier problemloser reinpassen. Ich begreife ihn nicht. Diese Hilfsmittel sind doch nicht für lange! Und so nötig brauche ich sie doch gar nicht. Inzwischen benutze ich den Rollstuhl fast gar nicht mehr. Nur noch den Rollator. Vielleicht noch ein paar Wochen, danach laufe ich wieder ohne Hilfe. Ich will das zu Peter sagen und ihn davon überzeugen, dass ich recht habe, aber ich tue es nicht. Ich sage nichts und weiß nicht, warum. Ich fühle mich traurig, aber ich sage nichts. Erst als Peter sagt, dass wir dieses Auto auch sehr gut gebrauchen können, wenn unser Kind erst mal da ist, entspanne ich mich. »Ja, unser Kind«, sage ich und lächle. »Unser kleines Mädchen.«

Vor unserem Haus stellt Peter das Auto ab. Er will den

Rollstuhl herausholen, aber ich halte ihn zurück und schüttele den Kopf. Den Rollator, okay, aber nicht das Ding, das ihn glauben lässt, ich würde nie wieder laufen. Wir gehen ins Haus, ich stolpere hinter meinem Rollator her und setze mich aufs Sofa, oder eigentlich falle ich eher darauf. Peter beobachtet mich. Ich sage zu ihm, dass er sich auch hinsetzen soll, dass das gemütlich ist. Er lacht mich an, aber es ist ein komisches Lachen. Eher ein Grinsen. Er setzt sich zu mir, und ich halte ihn fest, mit einem Arm. Er entspannt sich. Wenigstens ein bisschen. Ich sage: »Weißt du, es wird alles wieder gut. Wirklich.«

Peter weint. Aber nicht lange. »Schau du mal fern. Ich mache uns was zu essen.«

Am nächsten Morgen gehe ich duschen. Genau genommen werde ich geduscht. Peter hat einen Klappstuhl hingestellt und macht, als ich darauf sitze, die Dusche an. Ich stelle die Dusche wärmer. Ich lege den Kopf in den Nacken, schließe die Augen und spüre, wie mir das Wasser über das Gesicht läuft. Ganz kurz ist es wieder, als wäre nichts geschehen. Als hätte ich nicht im Krankenhaus gelegen, brauchte nicht in einem Rehazentrum zu bleiben und wäre nicht halbseitig gelähmt. Erst als meine linke Seite mit Gewaschenwerden dran ist, weiß ich wieder, dass ich krank bin. Sehr krank. Peter muss es übernehmen. Er tut es sorgfältig und sanft, aber ich fühle mich allein, traurig und hilflos. Als Peter mir beim Anziehen geholfen hat, will ich schlafen. Weg, verschwinden, mich in nichts auflösen. Aber das geht nicht. Ich darf nicht. Ich muss erst essen. Nach dem Frühstück gehe ich schlafen. Bis zum Nachmittag bin ich weg.

Als ich aufwache, überlege ich mir, dass ich sprechen werde. Ich muss sprechen; so kenne ich mich selbst, so kennt mich Peter, so bin ich. Peter sitzt neben mir und reicht mir eine Tasse

Tee. Ich danke ihm, ich sage, dass der Tee lecker schmeckt, und frage ihn, was bei ihm auf der Arbeit los ist. Drei Dinge – es läuft gut, finde ich. Peter sagt nichts, er lächelt nur ein bisschen. Ich frage ihn noch einmal, was bei ihm auf der Arbeit los ist. »Macht es dir da Spaß?«, frage ich. Er schaut mich erstaunt an. Ich ermutige ihn, etwas zu sagen – zumindest versuche ich das, indem ich die Schultern hochziehe.

»Alles in Ordnung«, antwortet er. Er seufzt. Aber dann setzt er sich gerade hin und sagt: »Es läuft gut.« Ich verstehe nicht, warum er so unsicher ist und keine Nähe zulassen will. Ob das mit seinem Beruf zu tun hat oder mit mir, weiß ich nicht. Ich weiß eigentlich gar nicht, was gerade bei ihm auf der Arbeit läuft. Ich frage mich, wie lange das schon so geht. Seit zwei Wochen bin ich im Rehazentrum; das weiß ich, weil ich gerade zum zweiten Mal nach Hause durfte. Und ich habe auf alle Fälle länger als zwei Wochen im Krankenhaus gelegen, das wurde mir erzählt. Also vier Wochen, in denen das Leben, Peters Leben, weitergegangen ist, ohne mich. Einfach so weitergegangen? Hat er mich vermisst? Gab es in dieser Zeit andere?

Ich will Peter sagen, dass ich für ihn da sein werde, dass er sich bei mir ausweinen kann, wenn das nötig ist. Und dass ich bald wieder die Alte bin, das auch. Aber ich sage einfach nur: »Andere?« Peter ist erstaunt. »Nein, nein, Mädchen, nein. Du weißt doch, dass nur du mir wichtig bist. Und sie.« Er schaut traurig drein. Und er streichelt mir den Bauch.

Wir liegen auf dem Bett. Ich streichle ihm das Gesicht. Ich schaue ihn an. Er hat die Augen geschlossen, und auf seinen Lippen erscheint ein vorsichtiges Lächeln. Seine Hände haben mich auch berührt. Langsam verschwindet die Traurigkeit. Nicht ganz, aber ein bisschen. Ich schmiege mich an ihn, halte ihn mit einem Arm fest, als würde ich ihn nie wieder loslassen. Peter bewegt einen Finger zum Mund, als wollte er sagen: nicht denken, keine Fragen stellen, einfach sein. Er deckt mich zu. Vorsichtig, lieb. Ganz nah. Einen Moment lang ist es schön. Es ist, als wäre nichts passiert, als müsste ich nicht gleich wieder zurück ins Rehazentrum.

»Dein Bauch braucht ganz schön viel Platz«, meint er, als er für mich zur Seite rückt. Er lacht. »Unsere Tochter braucht ganz schön viel Platz.« Er kitzelt mich, um zu schauen, ob sich etwas bewegt, legt den Kopf auf meinen Bauch, um sie zu hören. Ich lege ihm beide Hände auf den Kopf. Dann sehe ich über meinen Bauch hinweg meine Beine. Zwei Beine, die in fleischfarbenen Stützstrümpfen stecken. Von den Zehen bis über die Knie. Habe ich die etwa angelassen? Ich frage Peter, warum er nichts gesagt hat. Er schüttelt den Kopf, als er erklärt, dass er nicht sicher war, ob ich die überhaupt ausziehen darf. »Die sind gegen die Thrombose. Die zu verhindern, ist ganz wichtig. Immer, glaube ich.« Er versucht, darüber hinwegzugehen, aber seine Fröhlichkeit hat etwas Unbehagliches. Ich schäme mich. Sehr.

Am Abend danach im Rehazentrum kommt alles wieder hoch. Als ich im Bett liege, weine ich. Heftig und lange. Weil ich nicht zu Hause bin, weil ich nicht rennen kann, weil ich mit rechts nur wenig machen kann, wegen meiner Tochter und weil ich nicht weiß, ob ich ihr die Windel wechseln, sie baden, sie füttern und sie mit beiden Händen festhalten kann. Und wegen der Stützstrümpfe. Vor allem deswegen.

Falschklingel

Jeder hier hat etwas anderes, aber Krüppel sind wir alle. Im Rehazentrum liegen die Leute im Bett, sitzen im Rollstuhl oder schlurfen hinter ihrem Rollator her. Aber auch die ohne Hilfsmittel sehen krank aus. Zum Beispiel der alte Mann, der keinen Stock oder sonst eine Gehhilfe, aber immer einen Pyjama trägt und leise vor sich hinmurmelt. Manchmal schaut er in meine Richtung. Er ist ungefähr siebzig Jahre alt und hat ein freundliches Gesicht. Aber es scheint, als würde er durch einen hindurchschauen. Er starrt einen an, und dann, ein bisschen später, sagt er etwas zu sich selbst. Er hat einen Hirninfarkt gehabt. Das hat mir die Ergotherapeutin erzählt. Ich hätte das nicht vermutet. Er wirkt eher verwirrt.

Dann gibt es da die Frau von etwa fünfzig, die so ziemlich alles hat, was man nicht haben will. Sie war, so hat sie mir erzählt, früher eine talentierte Schwimmerin. Aber das war, bevor sie MS, Brustkrebs und dann diese Hirnblutung bekam. Trotzdem ist sie immer noch – auch wenn ich nicht weiß, wie sie das macht – so aktiv wie möglich. In ihrem Elektrorollstuhl fährt sie jeden Morgen zum Schwimmbad. Ich bin einmal mitgegangen. Aber es hat mich traurig gemacht, dort eine Behinderte unter all den Behinderten zu sein.

Oder der Mann im Rollstuhl. Seine gestreckten Beine sind eingegipst. Er ist ungefähr fünfundvierzig und der immer fröhliche Typ. Ich weiß nicht, was er hat; ich habe ihn nicht gefragt, und obwohl ich ihn sehr nett finde, unterhalte ich mich mit niemandem und stelle keine Fragen. Wenn jemand etwas zu mir sagt, schüttele ich den Kopf und schaue in die andere Richtung. Ich weiß nicht, warum ich mich so verhalte; jedenfalls habe ich deswegen keine richtigen Kontakte hier, und so will ich es auch. Seine Frau versucht es ebenfalls manchmal. Sie kommt mir auf dem Flur entgegen und fragt mich, wie es mir geht. Ich lächle schwach, deute aber in Richtung meines Zimmers. Als ob ich sagen will: Da gehöre ich hin, nicht zu euch. Lieber nicht mit mir sprechen, es ist zwecklos.

Ich muss an den Mann im Zimmer neben meinem denken. Er ist ungefähr dreißig Jahre alt, hat zwei kleine Kinder und kommt aus Marokko. Er hat, genau wie ich, eine Hirnblutung gehabt. Das weiß ich, weil seine Frau es mir erzählt hat, denn er selbst kann nicht sprechen. Er kam ein paar Tage nach der Blutung wieder zu sich und sagte nichts mehr. Er gab Geräusche von sich, aber nichts, was wie Wörter klang. Weder nach niederländischen noch nach englischen oder französischen Wörtern. Und Berberisch war es auch nicht. Sein Vater ist in der Hoffnung aus Marokko angereist, sein Sohn würde seine Muttersprache noch beherrschen. Aber auch da hat er nichts Sinnvolles von sich gegeben. Jetzt, nach zwei Monaten im Rehazentrum, kann er Ja und Nein sagen. Zumindest kann er Schreie hervorbringen, aus denen andere glauben schließen zu können, dass er Ja oder Nein meint. Einfache Dinge wie Fragen zum Essen, Schlafen oder Duschen beantwortet er meistens gut. Wenn es komplizierter wird, geht es meistens schief, aber das kann auch am Fragesteller liegen. Wenn man wissen möchte, ob er einen guten Tag hat, ob ihm die Physiotherapie gefällt oder ob er Bohnen oder Karotten möchte, bekommt man meistens keine oder nur eine verwirrende Antwort. Ich frage mich, ob ihn all die gut gemeinten dummen Fragen nicht ganz verrückt machen oder ob er sie kaum wahrnimmt.

An seinem Gesichtsausdruck kann man das nicht ablesen, denn der wirkt wie in einem halben Grinsen festgefroren.

Diese Woche habe ich mit Peter Scrabble gespielt. Ich habe nicht gewonnen, und es ging langsam, aber ich war stolz, wieder so etwas wie Scrabble spielen zu können. Die Frau von dem Mann ohne Sprache kam an meinem Zimmer vorbei. Sie blieb stehen, lachte freundlich und bot uns eine marokkanische Leckerei an. Wir nahmen sie an, und ich lachte zurück. Peter war erstaunt darüber, dass ich spontan reagierte und freundlich zu jemandem war. Aber ich hatte sie schon immer gegrüßt, und ich fand es nicht schlimm, wenn sie mit mir sprach. Sie sagte nie viel, erzählte einfach, ob es kalt draußen war oder ob auf dem Weg hierher viel Verkehr gewesen war oder welche Leckereien sie bei sich hatte. Ihre Kinder spielen oft im Flur, ihre etwa zweijährige Tochter hatte einmal auf meinen Bauch gezeigt und »Baby, Baby« gerufen. Als ich nickte, kam das Mädchen auf mich zugelaufen und streichelte mir über den Bauch. Die Frau hat gelächelt. Sie war freundlich, hielt aber Abstand. Und das war angenehm.

Wenn nur alle Abstand halten würden. Die Frau, die ich nicht sehen will, spricht mich an. Es ist eine halb indonesische Frau mit dunklen Augen, etwa fünfundvierzig Jahre alt. Sie versucht drei oder vier Mal am Tag, mit mir Kontakt aufzunehmen. Sie findet es nämlich schrecklich, was mit mir passiert ist. Das hat sie zu mir gesagt, aber auch zu anderen Patienten. Ich saß beim Mittagessen einen Tisch weiter und konnte alles hören. Ich denke nicht, dass ihr das etwas ausgemacht hat. Jedenfalls versuchte sie es nicht zu verhindern. Und ich nahm die Haltung ein, die ich hier öfter einnehme: Ich tue einfach so, als wäre ich nicht hier.

Die Frau sitzt im Rollstuhl. Beide Beine sind eingegipst. Sie hat gesagt, dass sie es »so schrecklich, so traurig« findet, wie es mir geht. Sie hat geseufzt, und ich bin aufgestanden. Ich bin über meinen Rollator gestolpert und wäre fast umgefallen. Ich war böse. Ich wollte weggehen, ohne dass mich Rollatoren oder gelähmte Beine daran hinderten. Sie hat gesagt: »Ach, Mädchen, es ist alles schlimm, nicht wahr?« Nun fragt sie mich wieder, wie es mir geht. Ich schaue sie an und schüttele den Kopf. Ich weiß nicht, was ich sagen soll oder ob ich überhaupt etwas sagen will. Ich will vor allem keine Fragen gestellt bekommen, keine Antworten hören und sicher kein Geschwätz. »Was meinst du? Findest du es nicht schlimm?« Sie gehört nicht zu der Sorte Mensch, die schnell aufgibt.

Bei der Physiotherapie habe ich gehört, was der Frau mit den Gipsbeinen passiert ist. Denn sie hat es bestimmt drei Mal jedem erzählt, der es hören wollte. Die Frau saß allein im Auto. Ihre Kinder hatte sie an der Schule abgeliefert. Sie hatte es eilig, aber ich weiß nicht mehr, warum. Das vergesse ich jedes Mal, und es interessiert mich auch nicht. Auf der Schnellstraße zwischen Zoetermeer und Den Haag hat sie sich überschlagen. Drei Mal. Ich weiß nicht einmal, ob ein anderes Auto beteiligt war, obwohl sie das sicher erzählt hat.

Sie hat einen Monat lang in Den Haag im Krankenhaus gelegen. Jetzt ist sie seit zwei Monaten hier. Dafür, dass sie drei Monate im Krankenhaus und im Rehazentrum zugebracht hat, sieht sie ziemlich gut aus. »Ich weiß, wie es ist, wenn man es schwer hat. Ich habe Probleme mit beiden Beinen. Ich muss immer wieder ins Krankenhaus, und ich werde bald am rechten Bein operiert. Schon das zweite Mal. Danach wollen sie sehen, was man noch mit dem linken Bein machen kann. Aber ich lasse mir die Stimmung nicht verderben. Ich meine: Ab und zu muss man auch ein bisschen lachen.«

Sie schaut mich an. Ich will weg, in mein Zimmer, aber ihr Rollstuhl steht im Weg. Sie lacht, aber es gibt nichts zu lachen. Es hat etwas Unechtes. Warum sie mir so auf die Nerven geht, weiß ich nicht. Ich will einfach nicht, dass sie mir zu nahe kommt, ich will nicht, dass sie Mitgefühl mit mir hat, und ich will schon gleich gar nichts mit ihr teilen. Ich habe das Gefühl, dass sie mir etwas wegnehmen will, wenn sie mir zu nahe kommt. Ich weiß nicht, was, aber es ist etwas Wichtiges, und ich will es bewachen. Es hat mit meiner Tochter zu tun und mit mir selbst.

»Ich bin müde«, sage ich schließlich und versuche, an ihr vorbeizukommen. Es klappt nicht. Die Frau will wieder etwas sagen. Eine Pflegerin, die zufällig vorbeikommt, hilft mir, in mein Zimmer zu entkommen. Das Ganze hat vielleicht drei Minuten gedauert, aber ich bin fix und fertig.

Am Abend kommt Peter zu Besuch. Ich erzähle ihm von der Frau. »Sie will immer alles wissen. Sie ist nicht echt. Und nicht nett und einfach ganz schrecklich dumm. So eine richtige Falschklingel.«

Es klingt resolut und überzeugt. Als ich Peters erstaunten Blick sehe, sage ich es noch mal. Peter schaut in mein wütendes Gesicht. Dann lacht er. Erst leise, dann laut. So ganz begreife ich nicht, warum, aber ich lache mit. Ich bin froh, dass er mich wenigstens ein bisschen versteht. Und dass er sich über etwas freut. »Was für ein herrliches neues Schimpfwort. Das kann direkt ins Wörterbuch«, meint er lachend. »Falschklingel.«

Das N

Ich habe mir vorgenommen zu schreiben. Jedenfalls werde ich Wörter aufschreiben, um es wieder zu lernen. Eine Dame, die das Zimmer neben mir hat, macht das auch. Und zwar ziemlich gut. Sie hat es mir heute Morgen gezeigt; sie hatte ihren Notizblock zum Frühstück mitgenommen und zeigte mir Wörter, sogar Sätze. Das kann ich auch, dachte ich. Und jetzt ist es so weit. Ich nehme mir die Zeitschriften, die ich von einer Freundin bekommen habe, und lege sie aufs Bett.

Ich entscheide mich für die *Flair* und suche mir drei Wörter von der ersten Seite aus – »nicht«, »recht« und »Woche«. Die will ich abschreiben. Mit meinem Arm kann ich inzwischen wieder einen Rollator festhalten und ohne Hilfe duschen und mich anziehen. Langsam kehrt das Gefühl in meinen rechten Arm und meine rechte Hand zurück, und langsam kann ich sie auch wieder bewegen. Warum also sollte ich nicht schreiben können?

Ich sitze auf dem Bett. Ich nehme mit der linken Hand den Stift und stecke ihn mir in die rechte. Ich nehme mir das kleine Notizbuch. Ich schaue auf den Stift und wieder auf die Wörter. Ich fange an. Ich berühre mit dem Stift die leere Seite. Und fange mit dem N an.

Ich erschrecke darüber, wie viel Zeit es mich kostet, den Buchstaben zu Papier zu bringen. Ich will ein N schreiben, aber es ist, als wollte meine Hand kein N formen, oder als wüsste sie nicht, wie das aussehen muss. Nach ungefähr zehn Minuten steht etwas auf dem Papier, was mit viel gutem Willen als N durchgehen kann. Ein gerader Strich und ein schräger und noch ein gerader. Das ergibt zusammen ein N. Aber dieser Buchstabe nimmt einen großen Teil der kleinen Notizbuchseite ein. Und es ist Gekritzel, als hätte es jemand produziert, der sehr stark zittert. Der Rest des Wortes bleibt ungeschrieben, so müde bin ich von dem Buchstaben N.

Ich denke darüber nach, wie seltsam es ist, dass gerade ich hin und wieder dafür kritisiert wurde, dass ich während meiner Interviews so viel aufschrieb. Ganze Notizblöcke voll. Und jetzt, wo ich diesen einen Buchstaben sehe, wird mir ganz flau bei dem Gedanken an das I, das C, das H und das T, die ich auch noch schreiben will. Fast eine Stunde für ein Wort, überlege ich, und noch dazu ein kurzes Wort. Ich schaue mir noch mal das N an. Eigentlich bin ich ziemlich stolz darauf. Dann schlafe ich ein.

Erst zwei Stunden später werde ich wach, als meine Freundin Marlies an meinem Bett steht. Sie sagt leise, dass sie gern ein andermal wiederkommt, wenn mir das lieber ist. Sie hat mich auch schon im Krankenhaus besucht, und damals hat sie mir die *Viva* und die *Flair* mitgebracht. Sie war erschrocken, als sie sah, dass ich nicht lesen konnte, aber ich war ihr dankbar, weil sie mir etwas mitgebracht hatte, was so viel Hoffnung in sich barg. Eines Tages würde ich die Zeitschriften ja wieder lesen können. Jetzt steht sie an meinem Bett, und ich setze mich auf. Ich bitte sie, Platz zu nehmen, ihren Mantel auszuziehen, weil ich ihr etwas erzählen möchte.

Ich nehme die *Flair* in die Hand, ihre *Flair* und mein Notizbuch. Ich lache. Ich zeige auf die erste Seite der Zeitschrift. Und ich zeige auf mein Notizbuch. Erkennt sie es? Begreift sie, was da steht? Ich zeige auf das Wort »nicht« und dann auf mein N. »Gut, was?« Marlies sagt: »Super«, aber sie schaut besorgt drein.

Angst

Ich gehe zur Ärztin. Ich habe Angst. Ich stehe im Türrahmen. Ich versuche, ihr zu erklären, was los ist. Es gelingt mir nicht. Ich benutze die falschen Wörter und lasse Wörter aus, die ich unbedingt sagen müsste. »Ich fühle. Ich denke. Ich saß beim Mittagessen, und da. Nein. Seit heute. Nein. Mein Kind.« Erst als ich auf meinen Bauch deute, versteht sie mich. »Sie haben Angst, dass mit Ihrem Kind etwas nicht in Ordnung ist?«, fragt sie. Ich nicke dankbar. Ein Patient ist bei ihr. Sie sagt: »Warten Sie bitte auf Ihrem Zimmer. Ich bin sofort bei Ihnen.«

Ich gehe den Flur entlang zu meinem Zimmer. Das sind von ihrem Zimmer aus nur ungefähr sieben Meter. Aber es fühlt sich so an, als würde ich mich sehr weit von einer beruhigenden Antwort entfernen. Während ich laufe, halte ich mit der linken Hand meinen Bauch fest. Ich bin dick, sehr dick. Mein Bauch ist groß, sehr groß. Ich schwanke ein bisschen. Und ich stolpere vor mich hin. Manchmal weiß ich nicht, was von der Schwangerschaft kommt und was von der Hirnblutung. Genau genommen will ich, dass es an der Schwangerschaft liegt und dass die Hirnblutung nie passiert ist. Heute Morgen wurde ich um halb neun geweckt. Ich konnte das Kind nicht spüren, aber ich machte mir noch keine Sorgen. Das Mädchen liegt so, dass man es nicht oft spürt, und manchmal schläft es oder verhält sich still. Ich ging zum Frühstück, zur Physiotherapie, zur Logopädin und zur Ergotherapeutin. Noch immer konnte ich Julie nicht spüren. Das war ich nicht gewohnt. Jetzt müsste sie doch irgendwann mal treten oder schubsen. Ich redete mir selbst gut zu. Sagte mir wieder, dass sie wahrscheinlich schlief oder dass ich sie nicht fühlen konnte, weil sie ungünstig lag.

Beim Mittagessen spürte ich sie immer noch nicht. Ich bekam kaum etwas herunter. Ich wurde nervös und so unruhig, wie ich es seit der Hirnblutung nicht gewesen war.

Plötzlich wurde mir klar, dass ich ohne sie gar nichts wäre. Dass ich es im Rehazentrum überhaupt nur wegen meiner Tochter aushalte. Dass sie der einzige Grund dafür ist, dass ich mich so anstrenge, weil ich so fit wie möglich sein will, wenn sie zur Welt kommt. Dass ich nicht allein bin, dass sie immer bei mir ist. Sie musste in Ordnung sein. Sie musste gesund sein. Sie musste leben. Diesen letzten Satz wiederholte ich immer wieder, als ich ganz außer Atem oben ankam. Ich hatte versucht, zum Aufzug zu rennen. Es hatte nicht geklappt, aber ich war schneller gegangen als sonst.

Ich hatte an die Tür geklopft und beim zweiten Mal dagegen gehämmert. Die Ärztin hatte die Tür aufgemacht, und ich hatte angefangen zu sprechen.

Die Ärztin kommt zu mir ins Zimmer. Sie tastet meinen Bauch ab. Sie sagt nichts. Dann nimmt sie ihr Stethoskop zur Hand. Sie lauscht, während sie den Metallknopf auf meinem Bauch beobachtet. Sie lacht. »Alles in Ordnung. Ich höre da ganz deutlich einen Herzschlag. Das Kind hat sich sicher ein wenig gedreht. Dann spürt man es nicht so gut.«

Ich höre, was sie sagt. Ich wiederhole die Worte »Alles in Ordnung« ein paarmal. Dann denke ich daran, was ich in einer von Marlies' Zeitschriften gelesen habe. »Stress ist schlecht für das Kind.« Langsam komme ich zur Ruhe.

»Nett«

Ich bin wieder im Krankenhaus. Peter geht neben mir, er hat mir die Hand auf den Oberarm gelegt. Meinen Rollator schiebe ich vor mir her. Wir sind hier, weil ich vor Ärzten und angehenden Ärzten über meine Krankheit sprechen soll. Oder zumindest soll ich anwesend sein und mögliche Fragen beantworten. »Alles, was die Leute wollen«, habe ich zu meinem Arzt im Praktikum gesagt. Er hat gelacht. Freundlich hat er gesagt, dass die Ärzte viel über die Folgen meiner Hirnblutung würden wissen wollen, mich jedoch nichts über mein Privatleben fragen würden. Ich habe mit den Schultern gezuckt. »Sie dürfen alles wissen«, habe ich ihm noch mal gesagt.

Vorher, als ich im Krankenhaus lag, hatte er mir verschiedene Fragen gestellt. Zum Beispiel: »Wie lange sind Sie schon hier? Im wievielten Monat sind Sie? Wie viel schlafen Sie?« Und er wollte Dinge über meinen rechten Arm und mein rechtes Bein wissen. Zum Beispiel: »Können Sie den Arm heben?« und: »Können Sie Ihr Bein von rechts nach links bewegen?«.

Er hat mir erklärt, dass er die Antworten für seine Abschlussarbeit braucht. Er hat mich freundlich angelächelt, als ich gesagt habe, dass es nett ist, was er tut. Ich war wütend geworden. Innerlich und auf mich selbst. Ich wollte nicht sagen, dass es nett war. Ich wollte sagen, dass es interessant war, ich wollte ihn fragen, was für Krankheiten ihm begegneten, und vor allem, wie er sie behandeln konnte. Aber ich brachte nicht mehr heraus als »nett«.

Der Arzt kommt auf mich zu. Er sagt, dass es eine freudige Überraschung ist, mich so zu sehen. Es geht mir viel besser als noch vor ein paar Wochen. Ich lache. Ich freue mich darüber, ihn zu sehen, freue mich, dass er eine Verbesserung wahrnimmt.

Nachdem er seinen Vortrag gehalten hat, dürfen wir hereinkommen. In dem großen Unterrichtsraum warten etwa zwanzig Zuhörer in weißen Kitteln, alte und junge. Wir setzen uns auf die beiden Stühle, die man uns hingestellt hat. Links sitzen die Ärzte, rechts die Prüfer. Wir sitzen am Kopfende. Nach ein paar Fragen zum Genesungsprozess will jemand wissen, ob es in meiner Familie häufiger Störungen oder Krankheiten des Gehirns gibt. »Nein«, sage ich. Ich denke nach. »Zumindest nichts, was sie nicht selbst beheben können.«

Alle brechen in Gelächter aus. Und Peter lacht mit. Ausgelassen. So habe ich ihn nicht mehr lachen sehen, seit wir in Griechenland waren, eine Woche vor dem Krankenhaus. Peter hatte diese Zeit genossen und viel, sehr viel gelacht. So, wie er jetzt lacht, ist er wieder der Peter von damals. Er ist erleichtert. Ein bisschen.

Kinderzimmer

Ergotherapeutin Marieke steht bei uns zu Hause im ersten Stock im Kinderzimmer. Sie schaut sich um und lächelt, als sie die Ansammlung von Kuscheltieren sieht. Wir sind hier, weil wir schauen wollen, ob ich wieder hier wohnen kann, und damit ich lerne, wie ich mein Baby festhalten, ihm die Windeln wechseln, es ins Bett legen kann. Und vielleicht, ganz vielleicht auch, wie ich das Kind nach unten bringen kann.

Auf dem Weg hierher im Auto hat sie mich gefragt, wie ich es finde, mit ihr zusammen zu mir nach Hause zu fahren. Ich habe gesagt: »Schön, aber auch nicht schön.« Ich mag sie gern, ich vertraue ihr, und sie behandelt mich wie eine ebenbürtige Person. Sie hat sich von ihren sechsjährigen Zwillingen zwei Puppen ausgeliehen. Windeln hat sie auch gekauft. Sie hat mir gezeigt, wie man mit anderthalb Händen einer Puppe die Windeln wechseln kann. Denn so gut kann ich meine rechte Hand inzwischen einsetzen: Ich kann einfache Bewegungen ausführen, aber keine feinmotorischen, für die man eine bessere Koordination braucht. Ich habe mit ihr zusammen die Puppen an- und ausgezogen. Peter hat die beiden Pyjamas, die wir schon im Sommer gekauft haben, mit ins Rehazentrum gebracht.

Und ich habe auch die Kleidungsstücke benutzt, die ich von meiner Freundin Simone bekommen habe. Ein T-Shirt mit einem Stern und dem Slogan »I am a Star« darauf und einen weißen Kapuzenpulli. Ich habe beides bekommen, als sie hier zu Besuch war. Sie hat eine knapp einjährige Tochter. Es tat gut, darüber zu reden. Als wäre ich im Gespräch mit ihr einfach nur schwanger. Als wäre ich nicht im Rehazentrum, als wäre ich nicht krank. Darum wollte ich unbedingt mit diesen kleinen Kleidungsstücken üben.

Marieke hat mir beim ersten, zweiten und dritten Mal geholfen. Beim vierten Mal konnte ich es allein. Obwohl es nicht einfach war, nicht schnell ging und auch das Ergebnis alles andere als gut aussah, war ich unglaublich froh. Ich saß mit der Puppe – angezogen und munter – stolz auf meinem Bett im Rehazentrum.

Aber dass ich Marieke brauche, macht mich gereizt und traurig. Es fühlt sich an, als ob jemand mit mir kommen müsste, um zu sehen, ob ich wirklich für mein Baby sorgen kann und es nicht einfach fallen lasse. Als müsste ich beweisen, dass alles gut laufen wird und das Baby nicht unter dem zu leiden hat, was mir zugestoßen ist. Aber ich wollte mein Kind bekommen und für das Baby sorgen. Einfach so, wie alle anderen Frauen. Ohne das Krankenhaus, ohne das Rehazentrum, ohne halbseitige Lähmung. Ohne den ganzen Aufriss.

Jetzt stehen wir oben im Zimmer. Ich erhole mich vom Treppensteigen. Hier gibt es mehr Stufen als im Rehazentrum. Und die Treppe macht eine Biegung. Ich muss mich mit der rechten Hand festhalten, und hin und wieder muss ich meine linke Hand dazunehmen, um das Gleichgewicht halten zu können. Mit dem Kind die Treppe hoch- oder runterzugehen wird schwierig, wenn nicht sogar unmöglich.

Marieke, die hinter mir gegangen ist, nimmt meine Verzweiflung sicher wahr, sagt aber nichts. Sie schaut sich in dem kleinen Zimmer um, schaut sich das Bett an, die Wickelkommode, den Stuhl. Ich reibe mir über den Bauch. Es ist schön. Wirklich schön.

Sie steht vor der Kommode. »Und das hier?«, fragt sie lächelnd. Sie deutet auf einen Wandaufkleber, der etwa einen Meter breit und einen halben Meter hoch ist. Ein Baum mit Elfen und Schmetterlingen darin. Er ist dunkelrot und über dem Bett angebracht. Ich schaue ihn mir an. Vor mehr als zwei Monaten haben Peter und ich das Zimmer vorbereitet. Gardinen, einen Schrank, das Bett und diesen Aufkleber. Ich hatte ihn im Internet bestellt, aber noch nicht gesehen. Ich hatte sogar vergessen, dass ich den Aufkleber gekauft hatte, und frage mich jetzt, wie ich das gemacht habe. Und ich frage mich, wer den Aufkleber hier angebracht hat, und wann.

Ich betrachte ihn und fahre mit dem Finger darüber. »Simonne? Hey, Simonne?« Marieke fasst mich am Arm an und schüttelt mich ein bisschen. »Alles in Ordnung?« Ich spüre, dass ich geweint habe. Ich wische mir die Tränen ab und wundere mich, dass ich nichts gemerkt habe. Ich will das zu Marieke sagen, sie fragen, woher das kommt, und von ihr hören, dass es nicht so schlimm ist. Aber ich sage nichts. Ich lächle ein bisschen und sage: »Da sind die Windeln. Müssen wir nicht üben oder so was?«

Am Nachmittag gehe ich mit der Puppe in der Hand aus unserem Schlafzimmer – wo das Baby zuerst schlafen wird – ins Kinderzimmer. Auf dem Wickeltisch ziehe ich ihr die Windeln an und wieder aus, ziehe die Puppe ganz an und wieder aus. Ich setze mich in den Sessel, mit einem Stillkissen. Marieke legt die Puppe oben auf das Kissen.

»Schau, so kannst du sie trinken lassen. Aber auch, wenn du einfach so mit ihr dasitzen möchtest, hilft dir das Kissen, damit es länger geht.«

Ich sehe nur ein Kissen und eine Puppe. Meine Fantasie

reicht nicht weiter. Und wieder spüre ich die Angst. Marieke beruhigt mich. »Wenn das Kind erst mal da ist, geht eine ganze Menge wie von selbst.« Dabei macht sie ein Gesicht, als würde sie selbst hoffen, dass es wirklich so ist.

Sinterklaas

Ich höre, wie die Leute im Restaurant ein Lied singen. Ich sitze in meinem Zimmer. Sie singen über Sinterklaas, den Nikolaus. Und über ein Dampfschiff aus Spanien, mit dem er anreist. Es müssen Erwachsene sein.

Die Geräusche verraten mir, dass der Nikolaus das Zimmer betritt. Er wird mit lautem Lachen, Gejohle und Klatschen empfangen. Auch Schwarze Peter sind dabei. Das muss auch so sein, denn jetzt singen die Leute über »seinen Knecht«.

Ich schließe die Augen und öffne sie wieder. Der Lärm von unten macht mir Angst. Zu viel und zu nah bei mir. Ich halte meinen Bauch mit beiden Händen fest.

Ich höre Schritte. Der Nikolaus und seine Knechte sind im Flur. Sie gehen zu Patienten, die nicht aus dem Bett können oder wollen. Der Nikolaus spricht mit ihnen, wünscht ihnen alles Gute, gibt ihnen ein Geschenk. Wahrscheinlich einen Schokoladenbuchstaben. Die Schwarzen Peter werfen mit Bonbons und Nüssen. Fest und unkontrolliert. Hier und da werden sie mit Jubel empfangen.

Sie kommen näher. Jetzt sind sie auf meinem Flur. Sie machen Krach. Ich bekomme noch mehr Angst. Ich zittere am ganzen Körper. Und ich werde böse. Wütend. Sie sollen gehen. Sie dürfen nicht hereinkommen. Julie braucht ihre Ruhe, ich brauche meine Ruhe. Immer noch umfasse ich meinen Bauch mit beiden Händen. Die Schultern habe ich hochgezogen. Ich drücke die Schulterblätter gegen die Kissen im Bett. Mein Rücken und mein Hals sind gekrümmt. Ich schaue auf die Tür. Nur auf die Tür.

Meine mittlere Schwester sitzt bei mir. Sie will mir helfen, mich beruhigen. Aber ich bin wie eingeschlossen in meiner Wut und meiner Angst. Langsam wird der Krach weniger. Der Nikolaus und seine Schwarzen Peter gehen wieder nach unten. Ich höre noch ein paar Leute singen. »Auf Wiedersehen, Nikolaus, auf Wiedersehen.«

Dann ist es still. Ich wage es endlich, mich aufrecht hinzusetzen und meine Haltung zu verändern. Ich bin verwirrt. Ich weiß, dass ich etwas getan habe, was zu früher gehört, als ich ein Kind war. Aber ich weiß nicht, wie ich heute, als Erwachsene, hätte reagieren müssen.

Letzter Tag

Peter kommt ins Zimmer. Mit einer Torte in der einen und einer Tüte Bonbons in der anderen Hand. Er sagt: »Es ist so weit. Fast zwei Monate lang bist du hier gewesen. Aber jetzt kommst du nach Hause.«

Er sieht froh aus, erleichtert und ein wenig ängstlich. Er stellt die Torte und die Bonbons ab und umarmt mich. So gut es geht, denn mein Babybauch ist im Weg. Er schaut mir auf den Bauch und streichelt ihn. »Bald«, sagte er leise zu meinem Bauch. Er schaut mich an. Ich halte seine Hand fest, die auf meinen Bauch liegt, wiederhole, was er gesagt hat. »Bald.«

Heute verlasse ich das Rehazentrum. Für immer. Es war ganz schön viel Arbeit, es organisiert zu bekommen, dass ich direkt zu Hause betreut werden kann. Peter musste alles Mögliche regeln, aber er hat es geschafft. Ich habe das gestern ein paarmal zu einer Pflegerin gesagt. Einfach so. Und jetzt sage ich es wieder. Ich bin froh und aufgeregt, aber auch nervös. Eine Woche werde ich zu Hause verbringen, bevor ich für den Kaiserschnitt ins Krankenhaus muss. Dann wird mein Baby da sein. Mein Mädchen. Meine Julie.

Ich will los. Sofort. Meine Taschen stehen bereit, ich habe sie mit der Pflegerin gepackt. Die Postkarten hängen nicht mehr an der Wand. Gestern und vorgestern habe ich sie abgenommen. Die Pinnwände sind in einem Rucksack. »Wir können los«, sage ich zu Peter und deute auf die Taschen.

Peter lacht. »Einen Augenblick«, sagte er. »Wir müssen erst feiern, dass heute dein letzter Tag hier ist. Und wir müssen dem Personal danken und uns von den anderen Patienten verabschieden.«

Ich seufze. Ich will so gern weg von hier, weggehen, verschwinden, nie wieder herkommen, vergessen, dass es das Zentrum überhaupt gibt. Aber ich weiß, dass er recht hat. Wir gehen zum Schwesternzimmer, und Peter stellt die Torte auf den Tisch. Er lacht, unterhält sich mit den Leuten, gibt ihnen die Hand und bedankt sich herzlich. Die Pflegerinnen lachen und wünschen mir alles Gute.

Ich schaue zu Peter und den Pflegerinnen hinüber. Ich bin erstaunt, wie leicht es ihm fällt, Kontakt mit ihnen aufzunehmen, und ich wundere mich über die Pflegerinnen, die genauso schnell und genauso mühelos auf ihn reagieren. Es fühlt sich an, als wären sie auf einem anderen Fernsehkanal. Einem Kanal mit höherem Tempo.

Unter den Patienten fühle ich mich wohler. Auf dem Flur fährt der Mann mit den beiden ausgestreckten Beinen im Rollstuhl entlang. Er nimmt mich mit beiden Händen am Arm und wünscht mir alles Gute. Er sagt, ich soll »nicht aufgeben. Auf keinen Fall, ganz bestimmt nicht«.

Vor dem Zimmer von der Schwimmbadfrau und dem Mann ohne Sprache halten wir an. Wir müssen auch hier Bonbons austeilen. Die Schwimmbadfrau fasst mich kräftig mit einer Hand an der Schulter und sagt: »Das Leben ist schön.« Als könnte sie das selbst nicht glauben, fügt sie hinzu: »Wirklich wahr.« Der Mann ohne Sprache hält den Daumen hoch. Und winkt.

Im Zimmer gegenüber ist die Falschklingel. Sie schaut in meine Richtung und rollt dann auf mich zu. Sie streckt die Hand aus. Zum ersten Mal lache ich sie an. Gehe auf sie zu und gebe ihr die Hand. Ich murmele: »Alles Gute.«

Jemand anders

Peters Töchter sitzen auf dem Sofa. Der Fernseher läuft. Die jüngere ist gestern elf geworden. Wir haben es zusammen mit ihrer Mutter gefeiert. Die ist jetzt im Urlaub in Südafrika, ihrem Heimatland. In ein paar Tagen fahren die Mädchen auch dorthin; sie werden dort mit ihrer Oma Weihnachten feiern.

Ich stehe in der Tür. Ich bemühe mich, auf die beiden einzugehen. Ich frage, ob sie sich auf Südafrika freuen. Ich spreche langsam, schleppend.

Ich glaube, es ist schlimmer als heute Morgen. Peter setzt sich zu ihnen. Er winkt mir, ich soll mich dazusetzen. Aber ich kann nicht mehr. Der Fernseher ist laut, es ist, als säßen die Leute aus der Sendung hier im Zimmer, als würden sie laut dazwischenreden und einfach nicht damit aufhören. Es ist, als kämen sie immer näher und als würden es immer mehr. Es ist drei Uhr nachmittags, und ich habe heute noch nicht geschlafen. Ich bin todmüde. Ich schaue auf meinen Bauch und zeige dann nach oben. »Schlafen. Tut mir leid.«

Ich hebe eine Hand, als würde ich winken. Dann gehe ich Schritt für Schritt nach oben.

Als ich zur Hälfte die Treppe hoch bin, höre ich den Fernseher nicht mehr. Ich höre, wie die jüngere Tochter etwas über mich zu ihrem Vater sagt. Ich bleibe stehen. Sie klingt ängstlich, als sie fragt: »Was muss ich tun, wenn es sich so anfühlt, als würde ich mit jemandem sprechen, der eigentlich jemand anders ist?«

Ich spüre, wie mir die Tränen in die Augen steigen. Aber ich tue nichts. Ich kann nichts tun. Ich warte ab. Niemand sagt etwas. Dann gehe ich nach oben.

Nervös

Peter hat seine Töchter ins Flugzeug nach Kapstadt gesetzt. Zwei Wochen sind sie weg, Anfang Januar kommen sie wieder. Es ist seltsam, aber zum ersten Mal, seit ich sie kenne, bin ich froh darüber, dass sie weg sind. In der vergangenen Woche waren sie bei uns, und die kranke Stiefmutter, die kaum sprechen kann und der alles zu viel ist, hat sie überfordert. Und es ist schwierig für mich, nett und freundlich zu sein, obwohl ich nicht mehr weiß, wie das geht.

Als sich die Mädchen von mir verabschiedet haben, wussten sie, dass sie bei ihrer Rückkehr ein Baby vorfinden würden. Sie haben mich umarmt und »Alles wird gut« gesagt. Ich habe sie festgehalten und ihre Worte wiederholt. Sie lachten, und dann waren sie weg. Ich war erleichtert, dass wir uns mit einem Lachen voneinander verabschiedet hatten.

Meine Mutter ist heute Morgen hier, genau wie an den Tagen, an denen Peter arbeiten musste. Aber heute fahren wir ins Krankenhaus. Als Peter nach Hause kommt, bin ich bereit. Nervös. Ich zeige auf die Tasche mit den Sachen von unserem Mädchen, vier Pyjamas, vier Strampelanzüge, Söckchen, Windeln, ein Mützchen. Und ein Kuscheltier. Ich sage, dass ich etwas vergessen habe, aber nicht weiß, was. Peter muss lachen. Er umarmt mich ganz fest, sagt, dass alles gut wird und dass ich bald mein Mädchen im Arm halten werde. Ich möchte weinen. Aber das tue ich nicht. Ich sage: »Wollen wir los?«

Im Krankenhaus sitze ich auf dem Bett und schaue Peter zu, der dabei ist, die Tasche auszupacken. Er legt Zeitschriften auf den Tisch, *HP/De Tijd*, *Vrij Nederland*, *Elsevier*. Ich nehme mir die *HP/DeTijd* und tue, als würde ich lesen. Peter wählt ein Fach im Schrank für die Babysachen aus. Das Kuscheltier reicht er mir. Er setzt sich zu mir und sagt: »Das schaffst du schon. Du bist stark. Gleich ist unser Mädchen da.«

Ich liege auf dem Bett. Peter steht neben mir. Er fragt die Schwester, ob sie ein Foto von uns machen kann. Von mir mit einer Mütze und im Operationskittel, mit ihm in Schutzkleidung. Und auch mit einer Mütze. Er lacht in die Kamera. Seine Hand ruht auf meiner Schulter. Sie fühlt sich schwer an, und ich wende mich ihm zu. Er wirkt müde und angespannt. Als er sieht, dass ich ihn genau beobachte, gibt er mir einen Kuss. »Mach dir keine Sorgen«, flüstert er. »Alles wird gut.«

Ich bekomme eine Rückenmarksanästhesie, und der Gynäkologe und der Arzt in Ausbildung fangen mit der Arbeit an. Ich kann nicht sehen, was sie machen; es tut nicht weh, aber hin und wieder spüre ich doch etwas. Es fühlt sich an wie rohe Gewalt. Sie drücken und ziehen. Bis man eine Art gedämpftes Ploppen unter der Haut hervor hört.

Mein Kind ist da. Meine Tochter ist ganz still, sie weint nicht. Es dauert vielleicht eine Sekunde, aber ich will mich bewegen, zu ihr gehen, ihr helfen. Dann weint sie, und der Gynäkologe reicht sie Peter. Er saugt ihren Geruch ein und hält sie im Arm. Dann kommt er mit ihr auf mich zu. Ich darf sie kurz – ganz kurz – sehen. Dann muss sie mit den Ärzten und mit Peter zu einer kurzen Untersuchung in das kleine Zimmer nebenan. Nach etwa zehn Minuten kommen sie zurück. Peter legt das Mädchen neben meinem Kopf ab. Ich fasse sie an. Ich betaste sie. Ich rieche an ihr. Ich weine, ich lache. Sie ist gesund. Sie lebt. Sie ist Julie.

Es hat bestimmt vier Stunden gedauert, bevor ich in mein Zimmer zurückgebracht wurde und Julie wiedersah. Ich weiß noch, dass ich ins Erholungszimmer gebracht wurde. Ich wollte nicht weg, ich wollte nicht schlafen, ich wollte bei Julie sein, sie festhalten, füttern, anschauen, Mutter sein. Aber sie haben mich weggebracht. Ich sah, wie sie in Peters Armen lag. Sie war ruhig, entspannt und zufrieden. Und ich fiel in einen tiefen Schlaf, nachdem mir die Krankenschwester zwei zusätzliche Decken gegeben hatte. Jetzt bin ich hier, wir sind zu dritt in diesem Krankenhauszimmer. Peter reicht mir Julie, und ich halte meine Tochter fest im Arm. Sie hat fast weiße Haut, und eine leichte Röte liegt auf ihren Wangen. Sie hat blonde, ganz kurze Haare, eigentlich eher Flaum. Ihre Händchen – so klein und doch so stark. Sie schmiegt sich an mich. Ganz kurz ist es, als wäre alles normal und so, wie es sein muss.

Und dann, nur wenige Minuten später, bekommt sie keine Luft mehr. Sie atmet schwer und immer mühsamer. Die Krankenschwester kommt und sagt, dass Julie nach oben muss, in den Brutkasten. Sie muss weg von hier, weg von mir. Ich muss warten, bis eine Krankenschwester mich nach oben bringt. Jesus! Verdammt noch mal! Nicht jetzt. Nicht das.

Ich werde wütend. Ganz offen. Zum ersten Mal seit zwei Monaten. Ich sage zu Peter, dass das so nicht geht, dass ich bei meinem Kind sein will, sein muss. Ich erhebe die Stimme. »Ich will bei ihr sein. Ich muss bei ihr sein.« Aber Peter beruhigt mich. Er sagt, dass es so besser für sie ist. Ich will schreien und kreischen, aber ich tue es nicht. Ich kann es nicht.

Peter ist schon oben. Er durfte direkt mit, ich musste auf die Schwester warten. Die hat mir in einen Rollstuhl geholfen. Es hat vielleicht eine Viertelstunde gedauert, aber es fühlt sich viel länger an. Sie hat mich nach oben gebracht, und jetzt bin ich hier. Ich sehe Peter dastehen; er hat mir den Rücken zugewandt. Er schaut unser Kind im Brutkasten an. Es öffnet die Augen, ein klein wenig, scheint zu gähnen. Keine Kleidung, nur eine Windel.

Ich flüstere: »Hallo.« Peter kommt zu mir und fährt mich zum Brutkasten. Julie muss hierbleiben, weil ihre Lungen ein bisschen länger brauchen, bis sie selbstständig atmen können. Nur für ein oder zwei Tage. Die Krankenschwester hat es ruhig und freundlich gesagt, doch meine Verzweiflung ist dadurch nur noch größer geworden.

Ein oder zwei Tage? Ich will bei meinem Kind sein, ich will meine Tochter im Arm halten, mich an sie gewöhnen, mich ans Muttersein gewöhnen! Aber ich komme ihr nicht näher, als ich sie durch den Glaskasten sehen kann. Jetzt darf sie da nicht raus. Ich stecke meine Hand durch eine Öffnung im Brutkasten und nehme ihr kleines Händchen, ertaste ihren Finger. Ihr Daumen und ihr Zeigefinger schließen sich um meinen Daumen. Ganz kurz fühle ich mich wie eine Mama.

Im Krankenzimmer bin ich wieder Patientin, keine Mutter, kaum Mensch. Ich fühle mich verzweifelt und allein. Ich weine. Mit lautem Schluchzen und viel Rotz. Bis ich etwas finde, was mir Kraft gibt. Julie Theresia Maria. Ich sage ihren Namen, immer wieder.

Oma

Sie sitzt mit Julie in den Armen da. Spricht leise mit ihr, oder eigentlich summt sie leise vor sich hin. Sie streichelt Julie ganz langsam über den Bauch. Oma und Enkelkind. Enkelkind und Oma. Als wüssten sie das voneinander, so ruhig und zufrieden sind sie.

Mama lächelt, aber sie sieht völlig erschöpft aus. Eigentlich zum ersten Mal. Im Krankenhaus, im Rehazentrum und bei uns zu Hause hat sie getan, was getan werden musste. Ohne Klagen, ohne Wut, ohne oder mit kaum sichtbarer Traurigkeit.

Peter hat mir bestimmt drei Mal erzählt, dass er und meine Mutter die ersten beiden Tage zusammen im Krankenhaus übernachtet haben. Beide auf einer Art Campingliege, beide völlig am Ende vom Schlafmangel, von der nervenaufreibenden Angst, ich könnte eine zweite Hirnblutung bekommen, vom immer wieder Wegschieben der Gedanken an das, was noch kommen mochte. Peter konnte ein paarmal nicht mehr, dann weinte er und wurde von der Verzweiflung übermannt. Meine Mutter nicht. Sie war stark, ruhig und lieb. Und sie weinte nicht. Peter hatte mir das erzählt, als könnte er es nicht fassen. Immer wieder. »Wirklich nicht. Gar nicht.«

Ich habe gelächelt. So kenne ich sie. Es war nicht so, dass Mama den Schein aufrechterhalten oder sich stärker geben wollte, als sie war. Ihre Tochter brauchte sie, da war keine Zeit für Trauer. Später vielleicht. Irgendwann später.

Ich erinnere mich noch an dieses eine Mal im Krankenhaus, als sie bei mir saß. Ich wollte nach draußen, raus aus dem Zimmer. Das Abendessen war schon vorbei. Das weiß ich, weil die Schwester es sagte und weil sie eigentlich nicht wollte, dass wir noch rausgingen. Aber meine Mutter erklärte, sie würde ein paar Schritte mit mir gehen. Sie war freundlich, aber entschieden. Die Krankenschwester verkniff sich jeden weiteren Kommentar und half meiner Mutter dabei, mich in den Rollstuhl zu bekommen.

Und so »lief« ich mit meiner Mutter durch den Krankenhausflur. Ich glaube jetzt, dass wir vielleicht acht oder neun Meter zurücklegten, bis wir bei einer Art Wohnzimmer ankamen. Aber ich hatte damals das Gefühl, als wären es drei oder vier lange Flure gewesen.

Ich war völlig am Ende, als wir dort ankamen, obwohl ich nur im Rollstuhl gesessen hatte. Ich wusste nicht mehr, was ich dort eigentlich wollte. Es gab in diesem Aufenthaltsraum nicht viel mehr als ein altes Sofa, ein paar alte Zeitschriften, einen Fernseher und eine Ansammlung leerer Plastikbecher für Kaffee und Tee. Meine Mutter schaute mich an und sagte: »Lass uns hier eine Pause machen.« Und später: »Sollen wir zurück in dein Zimmer?« Dankbar nickte ich. Sie lief die Strecke hinter meinem Rollstuhl her, rief die Schwester und brachte mich mit ihr zusammen ins Bett. Sie wusste, dass ich Angst bekommen würde, wenn sie mich allein ließ. Darum sagte sie: »Ich bleibe hier, bis du eingeschlafen bist.«

Ich schaue sie an. Meine Mutter. Meine liebe Mutter. Sie ist jetzt ganz still. Sie schaut Julie an und dann meinen Vater. Ein vages Lächeln liegt auf ihrem Gesicht. Aber sie sieht aus wie jemand, der zwischen zwei Welten lebt. Der Welt der Hoffnung und der Welt der Trauer.

Ich erinnere mich an eine Situation im Rehazentrum. Damals hatte meine Mutter denselben Gesichtsausdruck. Ich hatte ihr den Zeitungsartikel gezeigt, den ich von einer Frau im Rehazentrum bekommen hatte. Es war ein Interview mit Jill Bolte Taylor, einer kanadischen Neurologin, die eine schwere Hirnblutung erlitten hatte und die nun, acht Jahre später, wieder uneingeschränkt arbeiten konnte. Das hatte niemand erwartet. Es war ein Text voller Hoffnung für alle Betroffenen.

Meine Mutter reagierte mit großer Begeisterung darauf. »Und, wie fandest du den Artikel?«, wollte sie ein wenig erstaunt, aber froh von mir wissen. Ich verstand meine Mutter nicht wirklich. Wie ich den Artikel fand? Tja. Um diese Frage beantworten zu können, hätte ich den Artikel lesen müssen. Aber das hatte ich nicht getan. Zu viel. Zu lang. Und vergessen hatte ich es auch. Ich wusste, dass es seltsam war, aber ich wusste nicht genau, warum. »Im Moment muss man an so vieles denken. An vieles zugleich, zu vieles«, sagte ich. Meine Mutter sah mich schweigend an. Sie stand auf, sah sich um und setzte sich wieder hin. Sie war traurig, das konnte ich sehen. Und sie wusste nicht genau, wie sie sich verhalten sollte. Aber warum, das wusste ich nicht.

Meine Mutter, die uns zu Hause hilft, meine Mutter im Rehazentrum, immer ruhig, immer voller Energie, und meine Mutter im Krankenhaus, optimistisch gestimmt durch die Fortschritte, die ich machte.

Und jetzt: meine Mutter hier mit Julie. Mein Vater neben ihr. Peter steht auf, um ihr Julie abzunehmen. Meine Eltern kommen ans Bett. Sie sagen liebe Sachen und dass ich schlafen soll, soviel ich kann. Ich will so gern etwas zu ihnen sagen. Etwas über sich ausruhen oder sich keine Sorgen machen. Aber ich weiß nicht, wie. Mama streichelt mir das Gesicht, als könnte sie sehen, wie ich kämpfe. Ihre Augen füllen sich mit Tränen. Und ich sage nur: »Schlaf gut.« Es ist vier Uhr nachmittags.

Weihnachten

Wir sind seit zwei Tagen zu Hause. Julie liegt auf dem Sofa. Ich sitze bei ihr, summe vor mich hin und streichle ihr den Bauch. Sie macht leise Geräusche, bewegt die Füße. Ich sage immer wieder: »Mädchen, Mädchen«, als wäre ich erstaunt darüber, dass sie hier ist, dass sie hier zu Hause ist und dass ich hier zu Hause bin.

Und weil ich etwas sagen muss. Denn ich muss mit ihr sprechen. Im Krankenhaus habe ich das nicht getan. Ich hielt sie im Arm, ich fütterte sie, ich liebkoste sie, aber ich sagte nichts. Ich hatte nicht begriffen, dass ich das tun musste. Aber Peter machte sich deswegen Sorgen. Er sagte: »Rede mit ihr. Summ ein Lied. Oder sing etwas. Hauptsache, du machst irgendwelche Geräusche.«

Und darum summe ich vor mich hin, sage: »Mädchen, Mädchen«, oder: »Ssst, ssst«, wenn ich ihr den Bauch streichle.

Ich habe sie gerade gestillt. Vor Julies Geburt war ich bei der Gynäkologin und habe gesagt, dass ich stillen wollte. Ich war stolz und froh, dass das möglich war. Die Gynäkologin war weniger begeistert. »Wenn Sie es unbedingt wollen, ist das in Ordnung. Aber Sie wissen schon, dass Sie dann wenig Schlaf bekommen. Und wenn Sie zu wenig Schlaf bekommen, geht es Ihnen vielleicht schlechter.« Peter hat schon drei Mal gesagt, dass die Gynäkologin recht hat; ich spreche nämlich wieder schlechter. »Ernsthaft, es wird schlimmer.« Ich habe achselzuckend zu ihm gesagt, dass schon alles gut wird. »Wirklich. Bald.«

Peter zündet Kerzen an. Die Mikrowelle läuft. Er kommt zu uns herüber, nimmt sich den Wippstuhl und legt Julie hinein. Ich will etwas sagen, etwas tun, aber er ist schon wieder weg, mit dem Stuhl. Als er ihn auf dem Tisch abgestellt hat, kommt er wieder und nimmt mich an der Hand. Ich bin erstaunt über die Geschwindigkeit, mit der er sich im Zimmer bewegt.

»Komm, setz dich.« Er führt mich zu meinem Platz. Auf dem Tisch stehen Weingläser, schöne Teller, Silberbesteck liegt da und Stoffservietten. Es ist Weihnachten. Und das feiern wir. Aus der Mikrowelle holt er zwei Fertiggerichte aus dem Supermarkt. Weihnachtliches Essen, immerhin. Ich lache, als ich es sehe. Ganz kurz fühlt es sich so an, als wären wir eine normale Familie, nur mit einem etwas ungewöhnlichen Weihnachtsessen. Peter muss auch lachen. Er sagt: »Merry Christmas, Schatz.«

Dann weint Julie. Ich will nachschauen, was mit ihr los ist, sie hochnehmen, sie beruhigen. Aber ich bin noch nicht aufgestanden. Ich habe noch nicht einmal den Versuch dazu unternommen. Peter schon. Er steht bei dem Stuhl und nimmt Julie heraus. Er dreht sich nicht zu mir um, er sieht mich nicht, geht mit ihr weg. Er beruhigt sie, er singt für sie, und sie schläft an seiner Brust ein. Ich sitze noch immer auf meinem Stuhl. Verzweifelt.

Schlimme Krankheiten

Die ambulante Pflegekraft hat Peter gefragt, worum sie sich kümmern soll. »Den Haushalt oder die beiden«, hat sie gemeint und auf Julie und mich gezeigt. Peter hat sich für die zweite Möglichkeit entschieden und ihr gesagt, dass sie nicht zu putzen braucht.

Das tut sie auch nicht. Sie sitzt auf meinem Bett, und es sieht so aus, als würde sie da noch eine ganze Weile sitzen. Sie sitzt entspannt da und versucht, Gemütlichkeit zu verbreiten. Sie ist etwa fünfundvierzig Jahre alt, hat kurzes schwarzes Haar, bei dem man ganz deutlich sieht, dass es gefärbt ist. Sie trinkt noch eine Tasse Tee, bietet mir aber keine an. Dann setzt sie sich noch mal anders hin. Holt ein Bein aufs Bett hoch und dreht sich zu mir um. Sie macht ein ernstes Gesicht und sagt: »Wissen Sie, es gibt schon viele schlimme Krankheiten, die man bekommen kann.«

Ich frage mich, was ihr eigentlich einfällt, so etwas zu mir zu sagen. Ich habe gerade Julie gestillt, jetzt liegt sie schlafend neben mir. Ich will zu der Frau sagen, dass sie weggehen soll, dass ich zu müde, zu erschöpft bin, um ihr zuzuhören, aber ich sage nichts.

»Gerade beim Stillen. Davon kann man ganz schnell Brustkrebs bekommen. Sie sagen, dass man da gute Heilungschancen hat, aber junge Leute sterben auch oft daran. Tja, das macht man sich gar nicht so klar, was?«

Ich starre sie erstaunt an. Aber sie spricht einfach weiter, als würde ich interessiert zuhören. »Wissen Sie, wie man sich schützen kann? Na?« Ich sage nichts. Das ist ihr allerdings ziemlich egal. »Man muss sich jeden Monat selbst abtasten. Das sagen zumindest die Ärzte. Aber die wissen auch nicht alles. Ich denke, alle zwei Wochen ist besser. Man tastet sich selbst ab, und beim kleinsten Zweifel sofort Marsch zum Hausarzt. Sofort hingehen. Nicht abwarten. Hin.«

Ich schaue zu Julie hinüber. Ich versuche, der Frau durch Gesten deutlich zu machen, dass sie still sein soll, weil Julie schläft. Während ich das versuche, werde ich wütend. Sehr wütend. Ich will zu ihr sagen, dass ich wirklich andere Dinge im Kopf habe, als meine Brüste zu untersuchen. Ich will zu ihr sagen, dass sie den Mund halten soll oder besser noch ihre dumme Fresse, dass sie aus meinem Zimmer verschwinden, sich aus meinem Leben verpissen soll. Wenn nötig, könnte ich sie auch schlagen. Fest schlagen. Aber das tue ich nicht. Ich sage nichts. Ich mache die Augen zu und hoffe, dass sie weggeht.

Tragen

Julie liegt auf unserem Bett. Sie schläft. Endlich. Ich liege neben ihr und schaue sie an. Heute Morgen ging es ihr nicht gut. Gar nicht gut. Ich weiß nicht, was los war, ich konnte ihr nicht helfen. Ich nahm sie hoch, aber aus dem Jammern wurde ein Weinen. Ich legte sie hin, aber aus dem Weinen wurde ein Schreien. Ich versuchte es noch einmal. Aus dem Schreien wurde ein Kreischen. Ich rief Peter zu Hilfe. Verzweifelt und beschämt, weil mir nichts einfiel, womit man sie beruhigen konnte. Peter kam, nahm sie hoch, legte sie bäuchlings auf seinen Arm und wiegte sie hin und her. Er sprach leise mit ihr, summte ein Lied. Langsam wurde aus dem Schreien ein Weinen und aus dem Weinen ein Jammern. Und dann wurde sie still. Sie schaute sich mit großen Augen um, machte die Augen immer wieder zu, und dann schlief sie ein.

Peter hat sie hier auf unser Bett gelegt. Ich liege neben ihr und schaue sie an. Die schöne, liebe, ganz besondere, starke Julie. Ich fasse mir an den Bauch, in dem sie gewesen ist. Ich schaue ihr ins Gesicht. Sie hat die Augen fest zu; ihre Wimpern sind so lang, ihre Brauen so dicht, ihr Mund steht ein bisschen offen. Wie klein ihre Ohren sind, und wie weiß ihr Hals ist. Ihr Brustkorb hebt und senkt sich, ich höre sie atmen, ruhig, gleichmäßig. Meine wunderbare Tochter. Wie soll ich ihr jemals erzählen, was mit mir passiert ist? Muss ich es ihr überhaupt jemals erzählen? Wird sie es selbst bemerken, wenn sie größer ist? Wird sie es daran hören, wie ich spreche?

Ich will für sie da sein, ich will für sie sorgen, aber wie kann ich eine gute Mutter sein, wenn ich ein Bein habe, das mir nicht gehorcht, und einen Arm, der nicht mitarbeitet? Und vor allem: Wie kann ich für sie sorgen, wenn mein Kopf sich nichts merken kann und nur langsam funktioniert, wenn ich nicht mehrere Dinge zugleich erledigen kann und anders und langsamer spreche als früher? Ich habe Angst davor, etwas falsch zu machen, bin manchmal verzweifelt, weil ich etwas nicht mehr weiß, traurig, wenn ich sie anschaue, weil ich nicht mehr kann, was ich einmal konnte. Und ich bin müde. Todmüde.

Gestern waren wir spazieren. Peter, Julie, und ich. Hinter dem Kinderwagen. Das hilft mir dabei, auch längere Wege laufen zu können, ohne dass jemand merkt, dass etwas passiert ist. Ich fühlte mich wie eine Mutter, wie Julies Mama. Es war kalt, aber die Sonne schien, Peter hatte einen Arm um mich gelegt, alles war so, dass ich glücklich sein konnte. Ich sagte zu Peter, dass es gut ging und dass sogar das Laufen ziemlich gut funktionierte. Peter schüttelte den Kopf. »Du hebst das rechte Bein viel zu hoch. Und du schlenkerst zu sehr damit. Nicht gut.«

Für den Rest des Spaziergangs schwieg ich. Ich versuchte, mein Bein weniger hoch zu heben, aber das gelang mir nicht. Ich versuchte auch, das Bein nicht so weit nach außen zu drehen, aber auch das klappte nicht. Ich fühlte mich allein, verletzt, traurig und verzweifelt. Das Gefühl des Mutterseins war verschwunden durch meine Unsicherheit und meinen Mangel an Vertrauen darauf, dass alles gut würde.

Julie ist wach. Ich nehme sie hoch. Ich spreche ein bisschen mit ihr. Kitzle und kraule sie. So, wie Mütter das machen. So, wie ich das mache. Dann treffe ich eine Entscheidung. Ich gehe mit ihr ans obere Ende der Treppe. Ich halte sie gut fest. Dann setze ich mich hin. Sie bewegt sich nicht. Ihr Kopf liegt an meinem Hals. Sie liegt auf meiner linken Schulter. Ich habe die linke Hand fest in ihrem Rücken, meine rechte Hand hält ihren Hinterkopf.

Ich hole tief Luft. Ich stelle die Füße so sicher ab, wie es nur geht. Und ich setze mich hin. Bumm. Julie weint nicht, jammert nicht, liegt genauso still an meiner Schulter wie noch vor ein paar Sekunden. Ich rutsche die Treppe runter, eine Stufe. Und dann noch eine. Julie liegt immer noch still da und atmet ruhig.

Ich wiederhole das Ganze, und noch mal. Siebzehn Mal insgesamt. Dann bin ich unten. Ich stehe auf. Julie macht ein Geräusch, das zufrieden klingt. Ich gehe mit meiner Tochter auf dem Arm ins Wohnzimmer.

Allein

Ich bin allein. Ganz allein. Peter ist weg. Er hat Julie mitgenommen. Sie sind nach draußen gegangen. Ich glaube, auf den Markt. Es ist Samstagmorgen. Und kalt, aber schön.

Ich habe zwei Stunden für mich. Wenn ich das Telefon immer in Reichweite habe, darf ich allein bleiben. Ich werde kontrolliert wie eine Schwerverbrecherin. Wenn Peter nicht da ist, ist jemand vom Pflegedienst da, und wenn niemand vom Pflegedienst da ist, ist meine Mutter da. Oder mein Vater. Oder Peters Vater oder Marlies oder Maartje oder meine mittlere Schwester. Es ist lieb von ihnen, und sie kümmern sich sehr um mich, aber manchmal wünschte ich mir, sie würden wegbleiben und mich in Ruhe lassen. Dann will ich vor allem Peter, der am meisten bei mir ist, ins Gesicht springen und ihn anschreien, dass er mich in Ruhe lassen soll, dass ich allein sein kann, allein sein will. Aber das tue ich nicht.

Weil ich zu müde bin. Weil ich das nicht kann. Und weil er recht hat mit seiner Angst davor, mich zu lange mit Julie allein zu lassen. Denn seine Angst, ich könnte noch eine Hirnblutung bekommen, ist berechtigt. Je weniger ich diese Angst spüre und je mehr ich ganz normal leben will, desto ängstlicher wird er und desto mehr will er Julie und mich beschützen.

Aber jetzt bin ich allein. Kann tun und lassen, was ich will.

Ich kann duschen, lange und ausgiebig. Ich kann aufräumen, wie ich das gewohnt bin. Damit deutlich wird, dass ich wirklich wieder zurück bin. Dass ich hier wohne und lebe.

Ich kann mir auch die Zehennägel lackieren. Ich sehe ein Fläschchen im Regal stehen. Rot. Das muss schon Monate da stehen. Bisher ist es mir nicht aufgefallen. Aber jetzt sehe ich es da stehen. Soll ich mir die Nägel lackieren? Soll ich mir die Zehennägel rot lackieren? Wenn ich mir die Nägel lackiere, brauche ich Terpentin. Falls ich mich vermale. Aber es heißt nicht Terpentin. Das Terpentin steht unten im Küchenschrank. Es stimmt, dass beides ähnlich riecht. Aber das hier ist in einem Fläschchen. In einem harmlosen Fläschchen, ohne komplizierten Drehmechanismus, der dafür sorgt, dass Kinder es nicht aufbekommen. Denn so ist das bei Terpentin. Genau wie bei Waschbenzin oder bei, wie heißt das noch, bei Öl, Öl für Lampen oder Kerzen, aber in dem Wort kommt »Lampen« vor. Lampenöl. Genau, das ist es. Aber darum geht es nicht. Ich wollte wissen, wie das Zeug heißt, mit dem ich mir die Nägel saubermache. Es ist ein Wort mit »Nagel« drin. Etwas zum Nägel Saubermachen. So ein Wort. Glaube ich. Wegmacher. Nein, das ist es nicht. Entferner. Nagelentferner. Nein, stimmt nicht. Das ist falsch. Es ist Nagellack. Nagellack. Entferner. Nagellackentferner.

Ganz kurz bin ich froh, aufgeregt sogar, weil ich das Wort gefunden habe. Als hätte ich ein Kreuzworträtsel gemacht und wäre auf die richtige Lösung gekommen. Dann fühle ich mich müde. Erschöpft. Und deprimiert. Sehr deprimiert. Denn ich habe nichts getan, außer hier zu liegen. Ich habe mir vorgestellt, ich würde vielleicht etwas tun, aber ich konnte die Wörter nicht finden. Und ich sehe immer noch die Flasche mit dem roten Nagellack. Aber die Idee, mir die Nägel zu lackieren, ist nicht mehr verlockend. Es ist zu viel. Daran zu denken, mir die Nägel zu lackieren oder aufzuräumen oder ausgiebig zu duschen, ist das eine – es zu tun, ist viel, viel zu viel, total überfordernd. Ich bleibe liegen. Ich mache die Augen zu. Ich schlafe, bis Peter und Julie zurückkommen.

Matratze

Meine mittlere Schwester und ich stehen im Babygeschäft. Wir müssen eine Matratze kaufen, Julie wird zu groß für ihre Wiege. Ihr kleines Bett steht schon bereit. Meine Schwester hat mich mit in diesen Laden genommen. Hier gibt es fast alles zu kaufen. Die Matratzen sind im ersten Stock. Wir nehmen die Treppe. Ich bin müde, als wir oben ankommen. Ich lehne mich ans Treppengeländer. Meine Schwester gibt mir einen sanften Schubs in Richtung der Matratzen. Dort zeigt sie mir welche in der richtigen Größe. Sie hängen auf Augenhöhe. An jeder Matratze ist ein dünnes Schildchen befestigt. Darauf steht der Preis, aber auch die Dicke, die Federung und der Komfort. Ich schaue hin, aber ich weiß nicht, welche Meinung ich haben soll, ob ich überhaupt eine Meinung haben soll, was ich sagen oder tun soll. Muss ich die Matratzen anfassen? Und dann? Muss ich etwas dazu sagen? Was ist denn gut? Und was ist weniger gut? Ich habe keine Ahnung.

Eine Dame vom Geschäft stellt sich zu uns. Sie fragt, ob sie uns helfen kann. Sie wirkt freundlich, aber ich will, dass sie wieder weggeht. Ich weiß doch nicht, was ich wissen will, und ich weiß nicht, wie ich das sagen soll. Aber meine Schwester spricht mit ihr. Ich höre, wie sie »Gerne« antwortet. Die Frau fängt an zu reden. Über die Dicke, den Komfort und den Matratzentyp. Als sie fertig ist, schaut mich meine Schwester an. Sie wartet darauf, dass ich reagiere. Ich schaue zu der Frau, dann zu meiner Schwester, dann zucke ich die Achseln. Ich weiß wirklich nicht, was ich sagen soll.

Meine Schwester dankt der Frau und sagt, dass wir gleich eine Entscheidung treffen werden. Sie fragt mich wieder, welche Matratze ich haben will. Sie sagt: »Fühl doch mal. Die hier zum Beispiel?« Sie fährt mit der Hand über eine Matratze. »Und so dick, schau mal. Ist die da zu dünn? Und die hier?« Ich weiß es wirklich nicht. Es ist nicht so, dass es mich nicht interessiert. Die Matratze ist für Julie, und ich will eine gute kaufen. Und ich will meine Schwester nicht enttäuschen, indem ich nichts sage oder tue. Aber es ist mir zu viel: Die Farben an den Wänden tun mir in den Augen weh, die Neonröhren leuchten grell, es ist zu viel los im Geschäft, und die Stimmen der Leute scheinen mir sehr laut. Eine Frau sagt immer wieder zu ihrem Kind, es soll still sein. Immer lauter. Nicht das Kind soll still sein, sie soll still sein, soll ihren Mund halten, soll verschwinden.

Meine Schwester hat eine Matratze ausgesucht und zeigt sie mir. Sie ist weder zu dick noch zu dünn, weder zu teuer noch zu billig. Sie fragt mich, ob ich die haben will. Ich sage dankbar Ja, und wir können zur Kasse gehen. Wir fahren mit dem Aufzug nach unten. Ich bin zu müde für die Treppe. In der Schlange an der Kasse merke ich, dass ich mein Portemonnaie nicht bei mir habe. Zu Hause liegen lassen, obwohl ich es bereitgelegt hatte. Meine Schwester sagt, dass das nichts ausmacht, und bezahlt.

Im Auto fragt mich meine Schwester, wie ich mich fühle. Ich will etwas sagen. Aber ich weiß nicht, wie. Ich will ihr gern erzählen, dass ich mir Sorgen mache, wegen der Zukunft, wegen nächstem Jahr, wegen morgen, wegen heute Nachmittag. Ich will ihr erzählen, dass ich nicht genau weiß, wie ich Julie erziehen soll, dass ich nicht weiß, wie das werden soll, wenn sie laufen lernt und ich nicht hinterherkomme, und dass es mir schwerfällt zu begreifen, dass ich mit ihr sprechen muss. Dass ich nicht weiß, ob sie überhaupt etwas von mir lernen kann, ob ich überhaupt mit ihr spielen kann, ob ich wirklich eine Mutter sein kann. Aber ich sage nichts. Nur, dass ich nach Hause will. Weil ich schlafen muss. Und auf halbem Weg nach Hause, plötzlich, stolz: »Die Frau im Geschäft, so eine Frau nennt man eine Verkäuferin.«

Fluchen

Ich habe Julie in die Kinderkrippe gebracht. Allein. Das müsste doch eigentlich ganz einfach sein, etwas, was man ohne Schwierigkeiten hinbekommt. Die Krippe, die sie besucht, ist fünf Minuten zu Fuß von unserem Haus weg. Man kommt leicht zu dem Gebäude, es ist einfach ein breiter Weg, es gibt breite Schwellen und eine Brücke vor der Tür, die verhindert, dass man zum Eingang hochklettern muss. In der Krippe selbst brauche ich auch keine Treppen hoch oder runter oder durch lange Flure zu gehen, bevor ich zu Julies Gruppe komme.

Ich brauche nur den Kinderwagen zu schieben, meine neun Wochen alte Tochter aus dem Wagen zu nehmen, ihre Jacke und Mütze in ihr Fach zu legen und die erste Tür links aufzumachen. Mehr noch: Meistens kommen die Leute, die hier arbeiten, mir schon entgegen, um mir zu helfen. Sie – drei Frauen im Alter von etwa dreißig, fünfunddreißig und fünfzig – sind freundlich, hilfsbereit und gut in dem, was sie tun. Es gibt keinen Grund, warum das Ganze schwierig sein sollte, aber ich sitze hier auf der Treppe vor unserem Haus, als hätte ich gerade einen Marathon absolviert.

Ich hatte Julie sorgfältig angezogen. Sehr sorgfältig. Sie hatte eine Mütze gegen die Kälte auf, eine Jacke an und einen Schal um. Ich hatte sie in den Wagen gelegt, unter eine Decke und mit geschlossenem Verdeck. Ich war fertig zum Aufbruch. Dachte ich zumindest.

Ich hatte vergessen, mich anzuziehen. Ich stand da in meiner Pyjamahose und einem T-Shirt. Ich schaute an mir herunter und wunderte mich darüber, wie leicht das alles früher gegangen war. Sachen wie sich an- oder ausziehen, essen oder trinken, duschen oder zu Bett gehen, alles ging wie von selbst, ohne dass man darüber nachdenken musste. Jetzt ist das Anziehen, zumindest einen Pullover und eine Hose, Schuhe und eine Jacke anziehen, eine enorme Aufgabe.

Ich holte tief Luft. Keine Zeit zum Nachdenken oder zum Traurigsein. Ich hatte Glück mit der Hose und dem Pullover, die noch unten lagen. Ich zog meine Schuhe und meine Jacke an und war wieder bereit zum Aufbruch. Aber wo waren meine Schlüssel? Wo hatte ich sie hingelegt? Ich hatte wirklich nicht die geringste Ahnung. Ich suchte sie überall, im Wohnzimmer, in der Küche, und, ich weiß nicht warum, in der Toilette. Nirgendwo Schlüssel. Ich fluchte. Laut. Blöder Dreck. Scheiße noch mal. So eine gottverdammte Scheiße. Am liebsten hätte ich geweint, nicht wegen der Schlüssel, sondern wegen allem und jedem. Weil ich nicht schnell war – sogar sehr langsam – nicht mehr normal sprechen, nicht normal laufen und meinen Arm nicht normal bewegen konnte und weil ich völlig erschöpft war. Aber damals erstaunte es mich, dass ich so laut fluchte und tobte. Ich tat es noch einmal. »Diese ganzen Scheißleute immer. Und das verdammte Getue die ganze Zeit. Und die blöden Dreckschlüssel. Verdammte Scheiße noch mal.«

Ich musste lachen. Ganz plötzlich, weil ich mich selbst Dinge sagen hörte, von denen ich nicht mehr gewusst hatte, dass ich sie überhaupt sagen konnte. Es fühlte sich gut an und ein bisschen nach Leben. Ich schaute zu Julie hinüber. Die war ruhig, sogar fröhlich, brabbelte ein wenig vor sich hin. Ich holte tief Luft. Und entdeckte meine Schlüssel. Sie lagen quasi vor meiner Nase.

Zweipersonenhemd

Ich habe Julie in die Krippe gebracht und sitze immer noch auf der Treppe. Dabei müsste ich nach drinnen gehen und den Besuch der Logopädin vorbereiten. Ich muss zum Beispiel einen Stift bereitlegen, und ein Blatt Papier. Die Logopädin arbeitet für das Krankenhaus um die Ecke, und sie kommt zwei Mal pro Woche eine halbe Stunde lang zu mir. Der Rest – das hat sie mir am Telefon erzählt – sind Hausaufgaben. Ich bin angespannt, als ginge es um eine schwierige Aufgabe an meinem ersten Schultag. Und ich frage mich, wie man etwas lernen kann, was man schon einmal konnte, was man aber verloren hat und immer wieder von Neuem verliert.

Ich leide unter einer leichten Form der Aphasie, das haben Tests im Rehazentrum ergeben. Aphasie ist eine Sprachstörung, bei der man etwas anderes sagt als das, was man eigentlich meint. Ist das so etwas wie damals, als ich auf ein Auto zeigte und es ein Freiluftauto nannte? Immer noch – obwohl ich inzwischen gelernt habe, dass es ein Cabrio ist – will ich eigentlich das Wort »Freiluft« gebrauchen. Auch wenn ich die Wörter »Falschklingel« oder »Naschmädchen« verwende, bin ich sicher, dass es sie gibt. Genau wie beim Begriff »Zweipersonenhemd«, der ausdrückt, dass ein Überhemd viel zu groß ist, bei »Pflichtläden« für den Supermarkt oder die Apotheke und »Freizeitläden« für Geschäfte, in denen man Geschenke oder schöne Kleider bekommt. Diese Wörter gibt es nicht, aber sie sagen genau aus, was ich meine. Für mich ist es ganz normal, wenn ich so ein Wort verwende – es sind die anderen, die mit Verblüffung reagieren.

Außerdem kommt es häufig vor, dass ich Dinge vergesse oder verwechsle. Einen guten Freund nenne ich oft Kees, obwohl er Thomas heißt, aus Julies Fläschchen wird immer wieder das »Trinkding«, und den Strampelanzug bezeichne ich meistens als »Jäckchen«.

Das Sprechen und Reagieren geht viel langsamer als früher. Vor meiner Hirnblutung sprach ich schnell und kannte für fast jedes Wort ein Synonym, und für jeden Ausdruck, jede Redensart fand ich ohne Probleme eine Alternative. Jetzt kann ich mit Müh und Not überhaupt sagen, was ich will, und für Variationen ist kein Platz.

Wenn ich Zeit und Ruhe habe und mir vorher überlegen kann, was ich sagen will, geht es fast immer gut. So wie im Aufnahmegespräch bei der Logopädin. Wir saßen zusammen in einem kleinen Zimmer, es gab keinen Zeitdruck, und sie war ruhig und freundlich. Aber wenn ich zwei Dinge gleichzeitig tun soll, wenn um mich herum viele Menschen oder viel Lärm sind, wird es schwieriger. Dann denke ich mir, ohne es zu merken, ein Wort aus, das es nicht gibt, oder ich sage gar nichts mehr. Dann hinke ich der Welt hinterher.

Es klingelt. Ich schrecke hoch. Es ist eine Stunde her, dass ich mich hier auf die Treppe gesetzt habe. Nur einen Moment ausruhen, hatte ich gedacht. Jetzt ist die Logopädin da. Ich versuche, so schnell wie möglich die Tür aufzumachen, aber es dauert doch mindestens eine Minute, bis ich es von der Treppe zur Tür geschafft habe.

Klein, lange dunkle Haare und kleine blaue Augen. Etwa mein Alter, schätze ich. Sie ist nicht übertrieben nett, aber freundlich, höflich und behutsam. Kein Blabla-Typ, und das ist angenehm, weil ich nicht so richtig weiß, worüber ich reden soll, wie lange man so Konversation macht und wann es Zeit für einen Witz ist – oder eben gerade nicht.

Sie reicht mir ihren Mantel, und ich stehe noch damit in der Hand da, als sie durch den Flur geht. »Aufhängen. Ich muss ihn aufhängen. Und meinen auch«, befehle ich mir selbst. Dann folge ich ihr ins Wohnzimmer. Nachdem sie mich gefragt hat, »ob das hier in Ordnung ist«, setzt sie sich hin, ohne die Antwort abzuwarten. Kaffee möchte sie keinen, Kekse auch nicht. Sie sagt: »Gut, wir fangen an.«

Wir machen eine Art Spiel für Kinder mit Wörtern. Ich bekomme fünf Karten, auf denen zum Beispiel »Feuerwehr« oder »Zugfahrkarte« steht. Die gehören zu den Wörtern »Feuer« und »Zug«. Die stehen wiederum auf einer Liste, die die Logopädin vor sich hat. Sie liest das Wort »Feuer« vor, und zusammen suchen wir nach »Feuerwehr«. Zum Glück kann ich das, es fällt mir sogar leicht. Ich bin so froh, dass ich auf meinem Stuhl fast in Jubel ausbreche.

Im nächsten Augenblick bekomme ich zwei Blätter mit Hausaufgaben. Die Logopädin verabschiedet sich so, wie sie mich begrüßt hat. Freundlich, aber distanziert. Ich muss an die Frau vom Pflegedienst denken, die donnerstags herkommt und mir alles erzählt, was sie so erlebt, und nicht begreift, dass mir das zu viel ist. Deshalb gefällt mir, wie die Logopädin sich verhält. Ich finde es so viel angenehmer. Munter verabschiede ich mich von ihr.

Weinen

Einmal pro Woche kommt eine gute Freundin oder meine mittlere Schwester hierher, um mir zu helfen. Letzte Woche habe ich mit meiner Schwester einen kleinen Sonnenschirm für den Kinderwagen gekauft. Das war ein riesiger Aufwand. Ich hatte den PIN-Code meiner Bankkarte vergessen und die Sache auf Anraten meiner Schwester nach zwei Versuchen aufgegeben. Meine Schwester hat dann den Sonnenschirm bezahlt.

Ich muss zusehen, dass ich wieder an meinen PIN-Code komme, überlege ich jetzt. Er ist mir immer noch nicht wieder eingefallen. Plötzlich wusste ich eine ganze Reihe solcher Nummern, aber die gehörten wahrscheinlich zu alten Bankkarten. Zwei der Codes, an die ich mich erinnern konnte, passten jedenfalls nicht zu der Karte, die ich jetzt habe. Ich muss eigentlich zur Bank. Ich weiß, dass ich das wieder vergessen werde. Ich lasse es bleiben.

Heute ist Maartje hier. Ich habe gerade zwei Stunden geschlafen, während sie auf Julie aufgepasst hat. Die schlief auch, aber es ging darum, dass ich zwei Stunden am Stück würde schlafen können, auch wenn Julie vielleicht aufwachte. Jetzt schläft sie immer noch. Es ist einer der wenigen Momente, in denen ich wach bin, während Julie noch schläft.

Maartje sagt, dass sie in den zwei Stunden nicht viel gemacht hat. Sie hat die Wäsche zusammengelegt und die Spülmaschine ein- und ausgeräumt. Außerdem hat sie die Zeitung gelesen, und jetzt sitzt sie da und liest etwas für die Arbeit. Nicht viel? Ich schaue sie an. Ich bin schon wieder müde vom Nachuntengehen, vom Hallo-Sagen, und sie hat ganz nebenbei meinen Haushalt erledigt, etwas über das Weltgeschehen gelesen und gearbeitet. Großer Gott, wie schafft sie das nur? Wie kann sie all diese Dinge an einem einzigen Tag, an einem einzigen Nachmittag tun?

Sie setzt Tee auf. Ich nehme am Tisch Platz und schaue mich um. Es sieht aufgeräumt aus. Das hat sie auch noch gemacht. Sie stellt die Teetassen vor uns ab und fragt mich, wie es mir geht. Ich schaue sie an. Ihr Blick ist offen und besorgt. Ich schaue auf das Babyfon. Es gibt kein Geräusch von sich. Die roten Lämpchen leuchten nicht. Das bedeutet, Julie schläft noch, in ihrem Zimmer ist es ruhig. Ich setze mich hin. Auf die Ecke vom Sofa. Und ich schüttele verneinend den Kopf.

Ich spüre, wie mir die Tränen kommen. Es ist zu viel. Das Müdesein, meine Defekte, das Nicht-gut-sprechen-Können, die fehlende Konzentration und dass ich mit meinem schiefen Mund und meinem großen Auge anders aussehe als vorher, als noch nichts passiert war. Ich will nicht mehr jeden Tag beim Aufwachen meine eigenen Reste zusammenkratzen. Ich will nicht mehr meine Tochter ansehen und wissen, dass ein Tag kommen wird, an dem ich ihr erklären muss, was geschehen ist.

»Ich kann nicht mehr. Ich will nicht mehr.« Ich spreche es aus. Und erschrecke. Dann weine ich. Laut, wie ein kleines Kind. Ich schluchze, und die Tränen laufen über Maartjes Arm. Es ist fast, als könnte ich nicht mehr aufhören. Ich will verschwinden, weg, zurück dahin, wie es gewesen ist. Langsam wird es weniger, werde ich ruhiger, gefasster. Ich setze mich gerade hin und sehe Maartjes Pullover vor mir. Der ist mit Rotz und Schleim beschmiert. Ich zeige darauf. Maartje lacht mich an. »Ich bin froh, dass du weinst.«

Beratungsstelle

Wir sitzen im Auto. Ich habe – wir haben – den Maxi Cosi mit Julie darin festgeschnallt. Meine Mutter musste mir mit dem Gurt helfen. Es wollte mir einfach nicht gelingen, ihn festzumachen. Danach bin ich eingestiegen und habe mich auf den Beifahrersitz gesetzt. Ich darf nicht Auto fahren, denn man hat mir den Führerschein entzogen. Weil die Leute von der Führerscheinstelle nicht sicher sind, ob ich es noch kann, ob ich noch schnell genug reagieren, noch genug aufpassen kann. In einem Jahr kann ich versuchen, meinen Führerschein zurückzubekommen.

Darum begleitet mich meine Mutter. Ich hatte sie erst vor ein paar Tagen darum gebeten. Ich hatte mich auf eine Freundin verlassen, die in der Nachbarschaft wohnt. Sie hatte eindeutig und mehrfach gesagt, ich könne sie in solchen Fällen jederzeit anrufen. Sie hatte es außerdem noch auf eine Karte geschrieben. Die hatte ich im Rehazentrum bekommen. Ich hatte mich über ihre Post gefreut. Oder eigentlich freute sich vor allem Peter. Der hatte gesagt, wir könnten alle Helfer gut gebrauchen. Und sie wohnte nahe genug bei uns, um »mal eben schnell aushelfen zu können«.

Sie hatte ihre Arbeit aufgegeben und jetzt genug Zeit, so sagte sie, um für mich da zu sein. Aber sie ist Mutter von zwei kleinen Kindern und hat ein aktives Leben. Sie hat, so überlegte ich mir, bestimmt keine Zeit, eine langsam laufende und träge reagierende Person und ihr Baby zu so einer Beratungsstelle zu bringen, dort zu warten und sie dann wieder nach Hause zu chauffieren.

Ich fand es sowieso schon immer schwierig, um Hilfe zu bitten. Wenn ich die Grippe hatte, verkroch ich mich meistens in mein Schlafzimmer und kam nur ab und zu heraus, um einen Teller Suppe zu essen. Wenn etwas repariert werden musste, überließ ich das lieber einem Handwerker als einem Bekannten. Es war einfacher, jemanden zu bezahlen, als einen guten Freund zu bitten, sich die Zeit zu nehmen und so etwas zu erledigen. Und jetzt wird mir bewusst: Je dringender ich Hilfe brauche, desto schwerer fällt es mir, jemanden darum zu bitten.

Peter hat ein paarmal gesagt, ich solle meine Freundin anrufen. Sie hat es doch angeboten, meinte er. Er begriff nicht, dass es mir schwerfiel. Ich habe nichts gesagt und schließlich doch angerufen. Drei Mal. Beim ersten Mal habe ich so fröhlich wie möglich auf den Anrufbeantworter gesprochen und um Rückruf gebeten. Das zweite Mal, fast eine Woche später, habe ich vorsichtig gefragt, ob sie mich vielleicht zurückrufen könne, und beim dritten Mal habe ich nichts gesagt, sondern aufgelegt. Nichts passierte, es blieb still.

Das tat weh, nicht nur, weil mir bewusst wurde, dass sie doch keine so gute Freundin war, sondern auch, weil ich sie so sehr brauchte, weil ich ohne die Hilfe von anderen nichts konnte und nichts war.

Zur Beratungsstelle braucht man zu Fuß zwanzig Minuten. Kein Problem, hätte ich gesagt, bevor das mit meinem Kopf passiert ist. Aber jetzt kann ich keine zwanzig Minuten hin- und zurücklaufen, das ist ganz einfach zu weit. Und ich weiß nicht, ob ich mir den Weg merken kann und was ich tun soll, wenn ich ihn vergesse oder zu müde werde.

Zu der Beratungsstelle fährt auch ein Bus. Aber ich weiß

nicht, wo die Haltestellen waren, welchen Bus ich nehmen, was ich zum Fahrer sagen und wie ich Julie sicher in den Bus bekommen sollte. Und wo ich aussteigen müsste und wie ich mit Julie, dem Kinderwagen und allem Drum und Dran wieder aus dem Bus kommen soll.

Jetzt sind wir bei der Beratungsstelle. Ich ziehe Julie aus, wickle sie in ein kleines rosa Handtuch. Das klingt einfach, aber als ich gestern alles zusammengepackt habe, musste ich drei Mal ins Kinderzimmer gehen, bevor mir einfiel, was ich suchte. Unten wusste ich es immer, aber oben in ihrem Zimmer wusste ich es dann nicht mehr. Beim dritten Mal, als ich wusste, dass ich ein Handtuch brauchte, habe ich es laut gesagt, immer wieder, bis ich es in den Händen hielt.

Die Frau von der Beratungsstelle ruft uns auf. Julie muss auf die Waage und dann auf das kleine Ankleidekissen neben der Messlatte. Eine umständliche Angelegenheit. Ich muss sie gut festhalten und dafür sorgen, dass sie nicht zappelt, ihre Beine gestreckt sind, ihr Köpfchen gerade liegt. Sie weint ganz laut, und innerlich weine ich mit ihr. Weil ich nicht weiß, ob ich irgendwann eine gute, richtige Mutter sein kann. Und weil wir es mit einer gehetzten und schlecht gelaunten Pflegerin zu tun haben, die sagt, dass wir »Hopp, hopp« machen sollen. Sie »macht das mit den Beinen schon«. Sie seufzt tief, als es nicht schnell genug geht. »Los jetzt, den Kopf festhalten. Sonst messe ich falsch.«

Ich bin nahe daran, Julie zu nehmen und wieder zu gehen, aber ich reiße mich zusammen. Ich schaue Julie an, halte ihren Kopf fest und versuche, sie anzulachen. »Ganz ruhig, Mädchen. Alles ist gut.«

Rehazentrum

Zwei Mal pro Woche gehe ich ins Rehazentrum *Sophia* in Den Haag. Morgens bringe ich Julie in die Krippe, danach warte ich auf das Taxi. Julie ist jetzt fünf Monate alt; ich besuche das Zentrum, seit sie anderthalb Monate ist.

Die Taxifahrt dorthin dauert eine knappe halbe Stunde. Zumindest, wenn ich die Einzige bin. Wenn mehr Leute ins Rehazentrum müssen und es auf dem Weg liegt, sammeln wir sie ein. Das kostet Zeit, denn meistens sind diese Leute nicht besonders schnell. Genau wie auch ich nicht besonders schnell bin.

Nach einem Gespräch mit dem Arzt von der Rehaklinik habe ich mich dafür entschieden, wieder regelmäßig ins Zentrum zu kommen. »Hier«, meinte der Arzt, »ist alles unter einem Dach. Wir können Ihnen mehr bieten als das, was Sie sonst in Sachen Physiotherapie und Logopädie bekommen. Hier gibt es auch Ergotherapie und psychologische Betreuung. Und hier können wir im Auge behalten, welche Fortschritte Sie machen und wo Sie noch zusätzliche Hilfe brauchen.«

Es fiel mir schwer, ihm zuzustimmen. Ich hasste das Zentrum, ich hasste den Portier, der immer nett zu allen war, ich hasste das Personal, das sich fröhlich gab, obwohl da nichts war, was einen fröhlich machte, ich hasste den Geruch nach kranken Menschen und die Patienten. Ich hasste die, die nichts sagten oder taten, und ich hasste die, die sich unterhielten, als wäre gar nichts passiert. Sie alle waren mir zu ähnlich. Ich ging trotzdem hin, weil es mir guttun würde.

Mein Zeitplan war eng, damit ich vor dem Mittagessen wieder nach Hause konnte, zum Schlafen, bevor ich Julie aus der Krippe abholte. Meistens kam das Taxi um halb eins und brachte mich nach Hause. Ich wankte zum Bett, ließ mich hineinfallen und schlief bis um Viertel vor fünf. Ohne Wecker wäre ich nicht aufgewacht. Um fünf holte ich Julie ab. Das Rehazentrum verbannte ich dann für einige Zeit aus meiner Erinnerung, bis das Taxi zwei Tage später wieder vor der Tür stand.

Kleines Kind

Heute habe ich im Rehazentrum mit der Physiotherapie angefangen. Ich sollte mit dem rechten Arm einen kleinen Ball in einen Trichter werfen. Es war nicht schwierig, zumindest hätte es nicht schwierig sein sollen. Aber geschafft habe ich es erst beim zehnten Versuch. Zwei Mal. Dann ging es nicht mehr. Die anderen Male fiel der Ball neben dem Trichter auf den Boden. Die Physiotherapeutin machte ein besorgtes Gesicht, sagte aber, es sei »fürs Erste genug mit dem Arm«.

Ich setzte mich an den großen Tisch am Fenster. Wir hatten noch keine zehn Minuten gearbeitet, aber ich brauchte eine Pause. Die Physiotherapeutin setzte sich zu mir. Sie war nett, hatte Mitgefühl, verhielt sich aber vor allem normal mir gegenüber. Das war angenehm. Vorher hatte ich eine Physiotherapeutin gehabt, die mit mir redete, als wäre ich schwerhörig oder geistig zurückgeblieben. Der Dienstplan hat sich geändert. Dieser Physiotherapeutin, eine Frau von etwa fünfundvierzig Jahren, mit kurzen grauen Haaren, konnte ich Dinge erzählen, und sie erzählte mir ihrerseits etwas. Kleine Ereignisse aus ihrem Leben und zum Teil auch wichtige, problematische. Manchmal war es sogar richtig nett.

Jetzt sitze ich hier, beim Ergotherapeuten. Er ist dreißig Jahre alt, nett, und auch er nimmt mich ernst. Er fragt mich nach meinem Plan für die verschiedenen Aktivitäten. Ich hole eine halbvolle Liste aus der Tasche.

»Zu müde«, lautet meine Begründung, denn die Liste, die ich vor zwei Wochen bekommen habe, ist noch nicht vollständig. Ich finde es schon ein Wunder, dass ich sie überhaupt zur Hälfte ausgefüllt habe.

Die Einteilung geht nach Tagen. Man muss bei allen Aktivitäten mit einer Zahl angeben, wie wichtig sie sind und wie viel Energie man dafür benötigt. Ich hatte die Höchstpunktzahl schon nach einem halben Tag verbraucht. Aufstehen, Julie anziehen, Julie Früchtebrei geben, selbst frühstücken und Julie in die Krippe bringen; das kostete mich schon fast die Hälfte der Gesamtpunktzahl. Dann musste ich noch ins Rehazentrum. »Die Logopädie, Physiotherapie, Gymnastik und Ergotherapie kommen noch dazu. Und dann habe ich noch nichts für mittags oder abends eingetragen. Das geht so nicht.«

Ich klinge wie ein kleines Kind, ein kleines Kind, das etwas haben will, es aber wahrscheinlich nicht bekommen wird.

Ich höre das selbst und füge hinzu: »Tut mir leid. Wirklich.« Auch das sage ich wie ein Kind. Der Ergotherapeut muss lachen. »Das macht nichts. Aber schauen Sie mal, ob es vielleicht Dinge gibt, die nicht unbedingt nötig sind oder die Sie an einem Tag tun können, an dem Sie nicht hier sind. Schauen Sie einfach mal. Wir gehen dann alles noch mal zusammen durch.«

Er fragt mich, wie es mit dem Schreiben läuft und ob meine rechte Hand schon häufiger tut, was sie tun soll. Er zeigt auf die Liste und meint: »Das sieht doch schon ganz anständig aus, oder?«

Schon ganz anständig. Vielleicht. Ich sehe ganz genau, wo ich über die Linie gekommen bin, sehe die Buchstaben, die mir nicht gut gelungen sind, die unvollständigen Wörter. Aber ich denke vor allem an das Tempo. Das hier hat zwei Wochen gedauert, zwei Wochen lang immer wieder ein Wort, immer wieder ein Stückchen, immer wieder ein paar Buchstaben hintereinander, am Tisch, im Sitzen, ganz allein, volle Konzentration. Bevor ich die Gehirnblutung hatte, hätte es mich höchstens eine Viertelstunde gekostet, die Liste auszufüllen.

Als ich auf das Taxi warte, fühle ich mich bedrückt und mutlos. Ich will nach Hause. Ich will zwischen den Laken verschwinden. Ich will mich in nichts auflösen.

Wörter

Ich lasse mich in den Sessel vor dem Zimmer der Logopädin sinken. Die Taxifahrt von zu Hause zum Rehazentrum, die Physiotherapie, der Aufzug in den fünften Stock und der Fußweg zu ihrem Zimmer waren zu viel für mich. Früher hätte ich so etwas nicht einmal bemerkt. Jetzt bin ich froh, zu früh dran zu sein, denn so kann ich mich noch zehn Minuten ausruhen.

Als ich dran bin, gehe ich rein, begrüße die Logopädin, setzte mich aber nicht hin. Ich möchte ihr etwas sagen. Und dafür muss ich stehen bleiben. Nicht aus Trotz oder Entschlossenheit, sondern weil ich sonst nicht mehr weiß, was ich sagen will oder wie ihre Antwort lautet.

Ich will Sprechübungen machen. Ich verschlucke Teile von Wörtern, ich mache keine Pause zwischen Wörtern, die nicht zusammengehören, und ich lisple. Die Logopädin, die zu mir nach Hause kam, hat mit mir Übungen dagegen gemacht, und es wurde besser. Aber ich finde es noch lange nicht genug. Das sage ich ihr, und danach bin ich fast stolz. Ich habe es an einem Stück gesagt, ohne Stottern, ohne zu vergessen, worüber ich sprechen wollte.

Die Logopädin schaut mich an. Sie sagt, ich solle mich hinsetzen. Aber das will ich nicht. Ich will ihre Antwort im Stehen abwarten, so große Angst habe ich, dass ich sonst vergesse, worum es gerade geht. Sie sagt noch mal in strengem Tonfall, dass ich mich hinsetzen soll. Ich gehorche. Aber innerlich bin ich wütend. Ich fühle mich wie ein Kindergartenkind.

Sie erklärt, dass sie lieber keine Übungen gegen das Lispeln und für eine verbesserte Mundmotorik machen möchte. »Das Üben ist frustrierend für die Leute, weil es meistens nicht hilft. Nur vier Prozent profitieren davon. Und selbst dann hält der Erfolg in vielen Fällen nicht lange an. Das Lispeln zum Beispiel kommt ganz einfach wieder zurück. Ich arbeite nicht mehr mit solchen Übungen, weil dadurch falsche Erwartungen geweckt werden.«

Ich will sie aber trotzdem machen. Ich muss unbedingt zu diesen vier Prozent gehören. Und wenn das Lispeln wiederkommt, kann ich die Übungen doch einfach noch mal machen! Auf jeden Fall will ich es probieren. Es ist mir egal, wenn sich herausstellen sollte, dass ich die Übungen vergeblich gemacht habe. Es ist frustrierend, es nicht zu versuchen. Nicht frustrierend ist, in der Hoffnung zu üben, dass sich vielleicht eine Besserung einstellt. Ich quengele wie ein kleines Kind. Die Logopädin seufzt. Sie gibt nach. »Ich werde keine solchen Übungen mit Ihnen machen, aber ich kann sie Ihnen geben«, meint sie. »Beschweren Sie sich dann aber nicht bei mir, wenn es nicht klappt.« Schließlich gibt sie mir drei Blätter mit Sätzen wie »Liesje lehrte Lotje laufen« und »Die Katze kratzt an der Matratze« mit. Ich freue mich so sehr darüber, als hätte ich ein Geschenk bekommen.

Turnen

Ich sitze auf einem Ball, einem blauen Ball. So einen gab es auch in Rot und Schwarz, aber dieser hier schien gerade richtig. Weder zu groß noch zu klein. Ich bin in einer Turnhalle. An den Seiten des Raumes stehen Bänke, dahinter sind die Umkleidekabinen, und auf der anderen Seite ist der Fitnessraum des Rehazentrums.

Da muss ich am Donnerstag hin. Dann steht eine halbe Stunde Fitness auf dem Programm, und ich muss Übungen machen, auf einem Hometrainer fahren und auf einem Laufband laufen. Letzte Woche habe ich versucht, auf dem Band zu rennen. Das klang seltsam. Links das Geräusch eines normalen Fußes beim Aufsetzen, rechts das eines Hinkefußes. Wenn ich müde werde, und das passiert nach weniger als einer halben Minute, klingt der rechte Fuß härter und unregelmäßiger. Ich hielt an und hatte das Gefühl, die Menschen, die da ganz ruhig und langsam ihre Übungen machten, gestört zu haben.

Ich schaue mich um. Die Turnhalle ist leer. Alles ist aufgeräumt. Die Decke ist sehr hoch, ich fühle mich ganz klein. Ich warte auf die Turnlehrerin. Sie hat gesagt, sie wäre gleich da.

Sie hat gerade eine Art Pilatesstunde gegeben. Sie ist jung und sehr fit und durchtrainiert. Sie macht mich ein bisschen müde. Zusammen mit ein paar anderen Frauen habe ich mitgemacht. Die meisten waren genauso alt wie ich oder jünger.

Eine Frau war noch Patientin im Rehazentrum, die anderen kamen wie ich an einigen Tagen her.

Unter ihnen war eine junge Frau, eigentlich noch ein Mädchen, die ihre Übungen im Sitzen auf einer dicken Matte absolvierte. Oft war es ihr zu viel. Dann legte sie die Hände auf ihren Rollator, der neben der Matte stand. Sie bettete den Kopf auf die Hände und seufzte tief. Nach ein paar Minuten machte sie wieder weiter. Nach der Stunde erzählte sie, dass sie im vergangenen Jahr eine Reihe kleiner Schlaganfälle erlitten hatte. Ob weitere nachkommen würden, konnte sie nicht sagen. Sie warte auf die Untersuchungsergebnisse, erklärte sie. Sie ging mit ihrem Rollator weg. Langsam und angestrengt. Sie war höchstens zwanzig Jahre alt.

Die Turnlehrerin ist da. Sie wird Übungen mit mir machen, damit meine Rückenschmerzen etwas weniger werden. Weil sich an meiner Art, zu stehen und zu gehen, sehr viel geändert hat, habe ich Schmerzen in Hüfte und Rücken. Die Trainerin geht davon aus, dass man mit Übungen »einiges erreichen könnte«. Außerdem wäre es eine gute Idee, meinen Körper wieder etwas in Bewegung zu bringen. Ich bewege mich wie eine alte Frau. Leicht gekrümmt und ein bisschen schief. Und meine Knochen knacken. Sie bezweifelte, dass sich daran etwas ändern würde. »Aber ein Versuch kann nicht schaden.«

Sie stellt sich mir gegenüber hin und nimmt sich einen ziemlich großen Ball. Größer als ein Fußball, kleiner als ein Wasserball. Den wirft sie mir zu, ungefähr zehn Mal. Das allein ist schon eine Konzentrationsübung, vor allem das Auffangen mit beiden Händen. Wenn ich vor allem darauf achte, kann ich fast nicht sitzen bleiben. Besonders, wenn die Trainerin einen kleineren Ball auswählt. Auf dem Ball sitzen kann ich nur, wenn sie ohne viel Kraft und in einer geraden Linie wirft. Sie tut das noch zehn Mal. Dann hören wir auf. Ich bin todmüde. Ich hebe nur kurz eine Hand, als sie fröhlich »Bis nächste Woche« sagt. Danach absolviere ich die Logopädie und die Ergotherapie, ohne mich wirklich darauf einlassen zu können. Von den zehn Minuten mit Zusatzübungen bin ich völlig fertig.

Witz

Es ist als Witz gemeint. Aber niemand lacht, als die Frau von ungefähr sechzig Jahren mit dem Vorlesen des Artikels fertig ist. Es ist eine Kolumne von der Rückseite der Zeitung *NRC Handelsblad*. Die Logopädin, die mit dieser Aphasiegruppe Sprachunterricht macht, hat den Text ausgeteilt. Darin geht es um eine Organisation für Menschen mit körperlichen oder geistigen Behinderungen. Die Organisation heißt »MIT«. Es gibt sie in Groningen, Rotterdam und Utrecht. Aber auch in Leiden: MIT Leiden. »Beim letzten Beispiel«, so liest die Frau vor, »muss ich immer kurz schmunzeln«.

Aber die Frau, die den Text vorgelesen hat, lacht nicht. Sie macht ein genauso ernstes Gesicht wie am Anfang. Niemand sagt etwas. »Und«, möchte die Logopädin wissen, »wie finden Sie das?« Die Frau schaut sie an. Sie fährt sich mit einer Hand durch das kurze graue Haar. Die andere Hand hat sie auf dem Knie liegen. Sie entfernt Fusseln, die es gar nicht gibt. »Also?« Die Logopädin will erreichen, dass die Frau erkennt, dass das Wort »Mitleiden« herauskommt, wenn man den Namen der Organisation mit dem Namen der Stadt Leiden verbindet. Und dass das in diesem Zusammenhang lustig ist. Die Frau seufzt. »Tja«, sagte sie, »die Organisation heißt MIT. Und in Kombination mit ›Leiden‹ ergibt das MIT Leiden. Was soll ich denn dazu sagen?«

Bei der Frau wird kein Aha-Erlebnis ausgelöst, auch kein

»Ach ja, ganz lustig«. An ihrem Gesichtsausdruck ändert sich nichts. Sie begreift nicht, was da steht, und schon gar nicht, warum sie den Text vorlesen sollte. Sie seufzt wieder.

Äußerlich ist der Frau nichts anzumerken, und wenn man nur ein paar Minuten mit ihr spricht, würde man auch nichts Außergewöhnliches feststellen. Aber wenn man sie etwas fragt, stürzt sie das in Verwirrung. Dann wird auf schmerzliche Weise deutlich, was der Infarkt bei ihr angerichtet hat. Vorige Woche hat sie sich mit ihrem Mann gestritten. Als ihr Enkelkind bei ihnen übernachtete, hatte er gemeint, ihr Sohn und ihre Schwiegertochter wollten sich einen faulen Lenz machen. Sie hat nicht verstanden, was die Jahreszeit damit zu tun hatte, wenn jemand in ein Restaurant ging, danach auf dem Sofa saß und dann ausschlief. »Und eigentlich verstehe ich das immer noch nicht.«

Sie sagt es in verzweifeltem Tonfall und schaut die Logopädin an. »Genau wie jetzt. Sie können mir hundert Mal erzählen, dass es witzig ist, was ich gerade gelesen habe, aber ich merke es nicht. Sie können mir auch tausend Mal sagen, dass das Wort zwei Bedeutungen hat – ich sehe nur eine.« Dann sagt sie plötzlich scharf: »Ich bin eigentlich immer gut drauf. Sie hier, oder mein Mann zu Hause, können gerne so tun, als gäbe es ein Problem, aber wenn ich es nicht sehe, gibt es doch eigentlich gar keins.« Sie wendet das Gesicht ab. Sie sagt nichts mehr.

Die Frau nimmt an der Aphasiegruppe des Rehazentrums teil. Die besteht aus vier Leuten: der bösen Frau, einem Mann, der etwa fünfzig Jahre alt ist und sich für nichts zu interessieren scheint, und einem Siebzigjährigen, der eifrig versucht, etwas auf seiner Maschine für Leute mit Sprachstörungen zu tippen. Und mir.

Die Frau schaut noch immer böse drein. Der Fünfzigjährige schlägt mit der Hand auf die Tischplatte und sagt: »Genauso ist es mir auch ergangen.« Er erzählt, wie er mit seinem Elektrorollstuhl über den Markt gefahren ist. »Kein Platz, nicht genug Platz, ich kam verdammt noch mal einfach nicht weiter.«

Ich verstehe nicht, was das mit dem zu tun hat, worüber die Frau böse ist, aber sie scheint sich zu freuen, jemanden gefunden zu haben, der auch böse ist. Sie schaut ihn an und sagt: »Die Leute verstehen einen einfach nicht.« Der Mann nickt. »Es gibt eine ganze Menge dumme Leute.« Als er zu einer neuen Tirade ansetzen will, greift die Logopädin ein. Er schimpft nicht mehr. Aber es gelingt der Logopädin nicht, ihn wieder in das Gespräch einzubinden. Er schaut nach draußen und macht nicht mehr mit.

Der alte Mann, der offensichtlich nichts von dem begreift, was sich gerade abgespielt hat, möchte etwas sagen. Das scheint zumindest so, denn er klopft auf den Tisch und zeigt auf das Papier, das aus seinem Gerät kommt. Fast triumphierend hält er den Zettel hoch, auf dem »Ich weiß es nicht« steht. Er zeigt auf das Blatt mit der Kolumne, dann auf seinen getippten Satz. Er hört erst damit auf, als die Logopädin ihm ihre Aufmerksamkeit zuwendet. »Das macht nichts. Sie haben es auf alle Fälle gelesen. Jetzt können Sie sich ausruhen«, erklärte sie mit ruhiger Stimme. Der Mann wirkt zufrieden. Er lehnt sich zurück und lächelt.

Wir sind eine seltsame Gruppe. Die Frau, die eigentlich immer gut drauf ist, der Mann, der früher sicher ein Macho war, jetzt aber vor allem auf jeden wütend ist, und ein anderer, der eine halbe Unterrichtsstunde braucht, um den frustrierenden Satz »Ich weiß es nicht« zu tippen. Und ich. Ich weiß nicht, was ich sagen oder tun soll. Ich habe beim Lesen der Kolumne gelächelt. Aber nur ein bisschen, denn es hat lange gedauert, bis ich den Witz verstand. »Ich habe gesehen, dass Sie lachen mussten. Fanden Sie den Text gut?« Die Logopädin hat mich direkt angesprochen, und ich erschrecke. Ich habe nicht richtig aufgepasst. Vielleicht als Zuschauerin, aber nicht als Teilnehmerin. Ich schaue sie erstaunt an. Ich soll sagen, wie mir der Text gefallen hat. Aber das weiß ich eigentlich gar nicht. Ich weiß nur, dass ich mich in dieser Gruppe nicht wohlfühle. Die Aggression des Mannes, die Wut der Frau und die sanfte Freundlichkeit des Siebzigjährigen hängen mir zum Hals raus. Ich will nicht zu dieser Gruppe gehören. Ich will in die Welt der normalen Menschen.

»Fanden Sie die Kolumne gut?«, wiederholt die Logopädin. Es sieht nicht so aus, als würde sie die Sache aufgeben. Hm. Jetzt, wo sie mich fragt, erinnere ich mich wieder. Langsam. Aber es ist so, als würde ich an etwas zurückdenken, das lange her ist. Bestimmt zehn Jahre, obwohl noch keine fünf Minuten vergangen sind, seit die andere Frau den Text vorgelesen hat.

Am Ende der Stunde bittet mich die Logopädin, noch kurz zu bleiben. »Sie sind die Beste der Gruppe. Einerseits finde ich, dass Sie nicht mitzumachen brauchen, andererseits möchte ich aber, dass Sie das unbedingt tun. Letzte Woche waren Sie wieder ganz langsam. Und auch jetzt habe ich den Eindruck, dass es immer einen Moment dauert, bevor meine Fragen bei Ihnen ankommen.«

Sie meint das Kartenspiel, das wir vorige Woche gemacht haben. Wir mussten eine Karte nehmen, auf der jemand abgebildet war, und die Person beschreiben, ohne ihren Namen zu nennen.

Da gab es zum Beispiel eine Karte mit dem Bild von Willem-Alexander, damals noch Prinz, der in Den Haag zur Schule ging, oder von Prinz Claus aus den Achtzigerjahren. Ich hatte eine Karte mit einem Bild von Beatrix bekommen – sie war gerade Königin geworden, als das Foto gemacht wurde.

Ich hatte die Karte in die Hand genommen und mich gefragt, warum niemand in diesem Haus in der Lage war, aktuellere Karten zu besorgen. Das konnte doch nicht so schwer sein? Zum Königinnentag bekam man sie in jedem Zeitschriftenladen. Bei diesem Gedanken blieb ich hängen. Als die Logopädin wissen wollte, wie ich das Bild beschreiben würde – war es eine volksnahe Monarchin oder eine, die durch ihren Status eher Abstand schuf, gab sie sich bei hohen Anlässen eher strikt oder locker? –, dauerte es bestimmt eine halbe Minute, bis ich mich wieder erinnerte, warum ich hier mit dieser Karte in der Hand saß. Es fühlt sich an, als würde man plötzlich wach. Man braucht Zeit, um zu begreifen, wo man ist und wieso. Und man tastet sich etwas unsicher durch seine Umgebung.

Die Logopädin sagt es noch mal. Sie möchte, dass ich weiterhin an den Stunden teilnehme. »Ich verspreche mir davon, dass Sie ein wenig schneller werden. Und dass Sie sich beim Sprechen sicherer fühlen.« Ich schaue sie an. Ich sage, dass ich weiterhin kommen werde. Aber ich weiß nicht, ob mir das in irgendeiner Weise helfen wird.

Schwimmen

Jede Woche gehen meine Freundin Marlies und ich schwimmen. Es gibt ein öffentliches Schwimmbad bei mir in der Nachbarschaft, aber Marlies holt mich mit dem Auto ab. Mit dem Fahrrad wären es nicht einmal zehn Minuten, aber das ist mir zu weit.

Heute Abend sitze ich wieder bei ihr im Auto. Mir fällt auf, wie gut sie aussieht, vor allem im Vergleich mit mir. Sie ist fit, schlank, gut gekleidet, schön zurechtgemacht. Ich sehe aus wie ein Sandsack. Zu dick, Kleidungsstücke – eine Jogginghose und ein Kapuzenshirt –, die einfach so an mir herunterhängen, kein Make-up. Und was das Schlimmste ist: Mein Gesicht ist schief. Immer noch.

Nicht mehr so arg wie im Krankenhaus. Damals war es, als würde meine rechte Gesichtshälfte nach unten gezogen, und mein rechtes Auge war weit aufgerissen. Ich habe mir das angeschaut, eher neugierig und abschätzig, als dass ich es schlimm oder peinlich gefunden hätte. Es war, als zeigte das Spiegelbild jemand anderen, nicht mich.

Jetzt ist das anders. Man sieht fast nichts mehr, aber ich finde es schlimm, dass sich überhaupt etwas verändert hat. Wenn ich müde oder gerade aufgewacht bin oder wenn ich viel sprechen muss, sieht man es am deutlichsten. Dann hängt mein rechter Mundwinkel leicht nach unten. Mein Auge ist noch immer ein bisschen größer als das andere, aber auch das sieht man vor allem, wenn ich gerade wach geworden bin.

Jetzt, wo es mir besser geht, will ich nicht, dass andere sehen können, dass mir etwas zugestoßen ist. Und ich will es auch selbst nicht mehr sehen. Ich will wieder normal sein. Unauffällig. In der Menge verschwinden. Den Spiegel meide ich, soweit es geht. Weil es schmerzlich ist, eine Veränderung wahrzunehmen. Das zu vermeiden, ist am einfachsten.

Marlies fragt mich, wie es mir geht. Ich lache und schiebe die Gedanken weg. Gut, lüge ich. Und ihr? Was gibt es Neues von ihrer Arbeit, ihrem Kind, der Familie? Glücklicherweise geht sie auf meine Fragen ein und erzählt von ihrer Tochter und ihrer Arbeit. Ich entspanne mich. Anderen zuzuhören ist einfacher, als etwas über mich selbst zu erzählen. Weil ich nicht wahrhaben will, was mit mir los ist. Und weil ich oft nicht die richtigen Wörter finde.

Im Schwimmbad fühle ich mich wie eine alte Frau. Ich hinke ein bisschen mit dem rechten Fuß. Das gefällt mir nicht, und ich versuche, ihn ordentlich aufzusetzen. Das gelingt mir nicht. Marlies wartet draußen vor den Umkleidekabinen auf mich. Sie ist längst fertig, hat die Sachen im Spind eingeschlossen, trägt ein Handtuch über der Schulter. Ich frage mich, wie lange sie wohl schon so da steht. Aber ich sage nichts, ich bin zu sehr damit beschäftigt, meine Kleidungsstücke wegzuschließen, eine Fünfzig-Cent-Münze zu finden und den Schrank zuzumachen. Langsam gehe ich zum Beckenrand, klettere das Treppchen für die Behinderten herunter – neben der Leiter für die normalen Menschen, aber die ist zu schwierig für mich – und dann lande ich im Wasser.

Das Wasser ist warm, und es fühlt sich an, als würden meine Sorgen weggespült. Zusammen schwimmen wir eine

Bahn. Und noch eine. Wir unterhalten uns und lachen. Hier kann man an meinem Bein oder Arm nichts erkennen. Ich schwimme wie die anderen auch. Für ganz kurze Zeit bin ich normal.

Urlaub

Peter und ich sitzen auf Mallorca in einem Café am Meer. Wir verbringen einige Zeit hier, bevor ich ins Krankenhaus gehe, um den Fehler in meinem Kopf wegmachen zu lassen.

Ich habe Julie auf dem Schoß. Sie schaut nach einer Rassel, die vor uns auf dem Tisch liegt. Dann greift sie danach und erwischt sie zu ihrer Freude auch. Ich schaue sie an und bin erstaunt darüber, wie schnell die Zeit vergeht. Fünf Monate ist sie jetzt alt. Fünf Monate, in denen sie sehr schnell gewachsen ist, einen Zahn bekommen und gelernt hat, ein wenig festes Essen zu sich zu nehmen. Fünf Monate, in denen sie gelernt hat, sich auf den Bauch zu drehen und in dieser Position auf dem Boden zu spielen. Ich streichle ihr über die Wange. Sie lacht.

Wir haben Weißwein bestellt. Die Sonne versinkt langsam im Meer. Ein paar Boote fahren vorüber. Am Strand spielt ein Junge mit einem Flugzeug. Ein Mann steht am Wasser und schaut übers Meer. Ich suche Peters Blick. Er erwidert ihn. Und lächelt. Ich lächle auch. Heute Morgen haben wir den Bus nach Palma genommen. Wir sind ein bisschen mit dem Kinderwagen herumgelaufen, haben uns alles Mögliche angesehen und zu Mittag gegessen und sind dann wieder ins Apartment zurückgekehrt. Ich habe Julie schlafen gelegt. Wir sind zusammen ins andere Schlafzimmer gegangen, Mann und Frau. Aneinandergeschmiegt sind wir eingeschlafen.

Jetzt sitzen wir hier. Wir schauen uns an. Wir schauen Julie an. Da ist der Drang zu spüren, dass alles wieder gut wird. Wir sind voller Hoffnung, optimistisch, vielleicht wider besseres Wissen. Aber wir sehen alles positiv. Das Mantra »Alles wird gut« schießt mir durch den Kopf. Wir sagen nichts. Ganz kurz ist alles so, wie es sein soll.

Bestrahlung

Ich sitze aufrecht im Bett in der Klinik der Vrije Universiteit Amsterdam. Heute Morgen im Auto habe ich gesagt, es fühle sich schon an wie Sommer, so warm war es nachts gewesen. Als ich durch das Fenster Sonnenstrahlen ins Zimmer fallen sehe, muss ich wieder daran denken. Es ist noch Frühling. Es wird noch fast einen Monat dauern, bis der Sommer da ist.

Ich trage ein Operationshemd. Habe Schmerzmittel geschluckt. Ich warte auf den Neurochirurgen. Es ist acht Uhr morgens.

Heute soll das Gefäßknäuel in meinem Kopf behandelt werden. Es sitzt an einer Stelle in meinem Kopf, die man nicht operieren kann. Deshalb bekomme ich eine Bestrahlung. Danach werde ich zwei Jahre lang abwarten müssen, bis ich erfahre, ob die Behandlung erfolgreich war. »Es gibt nichts, was Sie tun können«, hatte man mir im Krankenhaus gesagt, »und nichts, was Sie nicht tun können. Nur Trompete spielen und Ballons aufblasen dürfen Sie nicht.«

Das Gefäßknäuel befindet sich einen bis anderthalb Zentimeter links von der Mitte. Es sitzt tief in meinem Gehirn. Auf Bildern sieht es so aus, als hätte es einen Kurzschluss in einem Kabel gegeben. Manchmal ist so eine Stelle nach einer Blutung dicht, manchmal aber auch nicht. Wenn Letzteres der Fall ist, muss man sich behandeln lassen.

Dieses Gefäßknäuel gibt es schon mein ganzes Leben lang.

Als ich ein Baby im Bauch meiner Mutter war, hat es sich gebildet, als meine Adern entstanden.

Der Neurochirurg im Krankenhaus in Amsterdam hatte gemeint, ich hätte eigentlich keine Wahl. »Wenn Sie mit fünfundsiebzig Jahren mit demselben Problem wieder hier erscheinen, werde ich zu Ihnen sagen, dass Sie gut darüber nachdenken sollen, ob Sie sich so behandeln lassen wollen. Aber in Ihrem Alter gibt es keine andere Option.«

Der Neurochirurg betritt den Raum. Er sagt Guten Morgen, informiert mich noch einmal über die Gefahren der Bestrahlung, spricht wieder über die Schmerzen. Er schaut mich an und erklärt: »Wir fangen an.« Ich schließe die Augen.

Teil 2

Überleben

Die Angiografie

Ich liege auf einem Operationstisch. Über meinem Kopf ist ein Trichter, bestimmt sechs Mal größer als mein Gesicht. Man hat mich mit dem Bett ins Behandlungszimmer gefahren. Zwei Männer, ein Radiologielaborant und ein Radiologe, haben mich für die Angiografie auf den Tisch gelegt. Zwei Jahre vorher war ich auch Patientin hier in der Klinik der Vrije Universiteit Amsterdam. Das war ein halbes Jahr nach der Hirnblutung. Damals hat man versucht, das Gefäßknäuel, das die Blutung verursacht hatte, durch eine Bestrahlung zu schließen. Jetzt möchte man nachsehen, ob das gelungen ist.

Ich liege auf dem Rücken und sehe grelle Lampen, Monitore und das freundliche, aber ernste Gesicht des Radiologen. Er erklärt mir kurz, was er tun wird. Über meine rechte Leiste wird er einen dünnen Schlauch in meine Arterie einführen. Der wird dann bis in meine linke Hirnhälfte geschoben, denn die Blutgefäße verlaufen diagonal. Über einen Katheter spritzt er Kontrastmittel in die Blutbahn.

»So können wir Aufnahmen machen.« Er zeigt auf den Trichter über meinem Kopf. »Das ist die Kamera. Damit können wir sehen, ob die Arteriovenöse Malformation noch besteht. Wir müssen wissen«, erklärt er näher, »ob noch Blut durch das Gefäßknäuel fließt oder nicht.«

Ein Gefäßknäuel in meinem Kopf. Das gab es schon, als ich noch bei meiner Mutter im Bauch war. Aber bevor das alles passiert ist, habe ich mir nie vorstellen können, so etwas wie eine Fehlbildung der Adern und Schlagadern zu haben. Jedes Jahr erleiden in den Niederlanden etwa tausend Menschen zwischen dem zwanzigsten und fünfzigsten Lebensjahr eine Hirnblutung oder einen Hirninfarkt, und die Folgen sind bei jedem von ihnen anders.

Ich kenne zum Beispiel eine fünfunddreißigjährige Frau, deren rechte Hirnhälfte betroffen ist. Passiert ist es vierundzwanzig Stunden nach der Geburt ihrer Tochter, und jetzt, vier Jahre später, kann sie immer noch kaum laufen und ihren linken Arm noch nicht wieder bewegen. Aber mit dem Sprechen hat sie überhaupt keine Probleme. Allerdings vergisst sie viel.

Außerdem kenne ich eine achtundvierzigjährige Frau, die einen Infarkt in der linken Gehirnhälfte hatte. Körperlich fehlt ihr nichts. Aber ihr Sprachvermögen und ihr Gedächtnis sind sehr stark betroffen. Ihre früheren Hobbys, etwa die Musik und die Literatur, interessieren sie überhaupt nicht mehr. Nachgerückt ist nichts. Es ist nicht leicht, mit ihr zu kommunizieren. Nie stellt sie Fragen. Oft sagt sie nicht das, was sie tatsächlich meint. Das Interesse an ihren alten Freunden scheint völlig verschwunden zu sein, nur ihren Kindern schenkt sie noch Aufmerksamkeit. Aber das auch nur bei größeren Ereignissen, zum Beispiel, wenn sie von einer Klasse in die nächste versetzt werden oder wenn sie eine Sportart aufgeben oder mit einer neuen anfangen. Die kleineren, alltäglicheren Dinge scheint sie gar nicht wahrzunehmen.

Bei mir sitzt das Problem in der linken Gehirnhälfte. Die linke Gehirnhälfte steuert die rechte Seite des Körpers. Darum ist meine rechte Seite betroffen. Es fällt mir schwerer, mein rechtes Bein und meinen rechten Arm zu benutzen; meine Koordination ist auf dieser Seite schlechter als beim Benutzen meines linken Beins und meines linken Arms.

Darüber hinaus haben mein Sprachvermögen und mein Gedächtnis gelitten. Davon merkt man schon viel weniger als in den ersten Wochen nach meiner Hirnblutung. Ich habe nur Probleme mit dem Kurzzeitgedächtnis – nie mit dem Langzeitgedächtnis –, wenn ich zwei Dinge gleichzeitig tue oder sehr müde bin. Auch das Sprechen geht besser. Aber auch hier gilt, dass ich nicht zu viel auf einmal wollen darf. Und ich spreche immer noch langsamer und habe einen kleineren Wortschatz. »Frau van Gennip? Haben Sie mich gehört?« Der Radiologe sagt ziemlich streng: »Bleiben Sie ganz ruhig liegen. Gleich wissen wir Bescheid.«

Vier Schrauben

Ich erinnere mich daran, wie ich zuletzt in diesem Krankenhaus war, vor zwei Jahren. Dieser Tag hat sich in mein kaputtes Gedächtnis eingebrannt. Damals hat man versucht, meinen Kopf mit Radiotherapie wieder gesund zu machen.

Die Bestrahlung wurde damals von einem Radiologietherapeuten gemacht; die Radiologielaboranten waren unter anderem für die Angiografie und den CT-Scan verantwortlich. Für die Berechnung von Bestrahlungsort und -menge setzte man einen radiotherapeutischen Laboranten ein.

Der Tag der Bestrahlung begann mit einem knallblauen, strahlenden Frühlingsmorgen. Ich weiß noch, dass ich im Auto Witze zu machen versuchte, um die Stimmung ein wenig aufzuhellen. Das gelang mir nicht. Ich konnte nicht sagen, was ich sagen wollte. Nach drei Versuchen gab ich auf. Den Rest der Fahrt über schwiegen wir.

Im Krankenhaus musste ich ein Operationshemd anziehen, mich ins Bett legen und auf den Arzt warten. Um die Zeit totzuschlagen und seine Nervosität zu überspielen, erklärte Peter, er werde den Krankenhausfriseur besuchen. »Dann lassen wir gleichzeitig etwas an unserem Kopf machen.« Er lachte laut und unbehaglich.

Der Arzt betrat das Zimmer. Er war jung, hatte das lange Haar zu einem Pferdeschwanz zusammengebunden und war freundlich. Er erklärte uns das Verfahren. Die Laboranten und er würden damit beginnen, den stereotaktischen Ring zu fixieren, einen Metallring, der mit vier Schrauben am Kopf befestigt wurde. Er zeigte auf meinen Kopf. »Da müssen wir ihn festmachen.« Er warnte mich, dass das wehtun würde. Er schaute mich an und fragte, ob ich das verstanden hätte. Ich antwortete in unbefangenem Ton, ganz unpassend in dieser Situation: »Klar, alles kein Problem.«

Der Neurochirurg in Ausbildung tauschte einen Blick des Einverständnisses mit Peter. Es schien, als würde die Art, in der Peter diesen Blick beantwortete, für den Neurochirurgen mehr bedeuten als meine Zustimmung. Ich hielt den Mund. Ich wusste, dass ich gerade etwas gesagt hatte, was nicht zur Situation passte, und ich wusste auch, dass ich Dinge anders sagte, als es meine Absicht war – ich wusste nur nicht, wie ich es anders hätte sagen sollen. Oder wie ich hätte erklären sollen, dass ich sehr wohl begriff, dass es sich hier um eine ernste Sache handelte.

Während des Gesprächs mit dem Arzt, das der Bestrahlung vorausgegangen war, war das auch passiert. Ich hatte konzentriert zugehört, als uns der Arzt die Vorgänge bei der Bestrahlung erklärt hatte, das Risiko, dass sich möglicherweise meine Sprache verschlechtern würde oder dass mein Bein oder mein Arm stärker gelähmt wäre, und die Erfolgsquote von etwa fünfundachtzig Prozent. Dann hatte ich meine Fragen gestellt, und er hatte sie beantwortet. Und dann hatte ich noch eine Frage gestellt, die ich schon kurz vorher gestellt hatte, aber daran konnte ich mich nicht mehr erinnern.

Er hatte mich angeschaut. Aber er konnte meiner Miene nicht entnehmen, dass ich begriff, was er wollte. Ich hatte den Blick eines Menschen, der auf eine Antwort wartete. Auch damals hatte er Peter angeschaut, mit diesem Blick des Einverständnisses. Es ging um mich, aber ich blieb außen vor.

Ich erinnere mich noch, dass ich traurig wurde. Und verwirrt war. Denn ich wusste wirklich nicht, dass ich die Frage schon einmal gestellt hatte. Und als ich etwas dazu sagen wollte, konnte ich mich auch nicht mehr erinnern, um welche Frage es überhaupt ging. Ich fühlte mich klein, unverstanden und machtlos.

Ich wollte es erklären. Im Hinausgehen zeigte ich auf die Wände des Krankenhausflurs, durch den wir liefen. Ich sagte zu Peter: »Diese Wand da ist weiß. Aber jetzt stell dir mal vor, jeder sagt zu dir, sie ist rot. Man denkt lange nach und akzeptiert es irgendwann. Denn man weiß, dass man allein dasteht, wenn man dabeibleibt, dass die Wand weiß ist. Trotzdem wird man das Gefühl nicht los, dass etwas nicht stimmt. Und wenn man dann noch einmal davon anfangen will, weiß man nicht mehr, ob die anderen jetzt gesagt haben, die Wand ist rot oder weiß.«

Ich war plötzlich ganz lebhaft. So gut hatte ich es noch nie erklären können. Und so viele Wörter hintereinander brachte ich nur noch selten heraus. Doch Peter schaute erstaunt und besorgt drein und antwortete nicht. Darum hielt ich den Mund. Wieder einmal.

Genauso wie jetzt. Ich wollte ja, aber alles ging zu schnell. Der Arzt und Peter hingegen verstanden einander ganz offensichtlich sofort. Nur ein paar Worte und ein Blick waren nötig, und der Arzt wusste, dass er anfangen konnte. Es ging um mich, aber ich war nicht wirklich beteiligt. Peter verließ den Raum, machte sich auf den Weg zum Friseur. Der Arzt begann mit der Behandlung.

Ich gab keinen Ton von mir, als er mir die Stifte mit einem speziellen Schraubenzieher durch die Kopfhaut in den Schädelknochen schraubte. Eins, zwei, drei – indem ich mitzählte, versuchte ich den Schmerz unter Kontrolle zu halten. Wenn ich es bis fünf aushielt, dann ging es auch bis zehn. Und immer so weiter. Das hatte ich mir überlegt, so würde ich es schaffen.

Aber es gelang mir nicht. Fast sofort vergaß ich, dass ich zählen musste; ich schwitzte und zitterte. Zähne und Kiefer hatte ich fest aufeinandergepresst, die Hände zu Fäusten geballt. Der Schmerz war so stark, als würde man sich das Schienbein ganz schlimm an einer scharfen Tischkante stoßen. Nur dauert der Schmerz in solchen Fällen ganz kurz und nicht, so wie jetzt, so lange, bis alles festgeschraubt war. Als der Schmerz seinen Höhepunkt erreicht hatte und abebbte, atmete ich wieder aus und gab ein seltsames Geräusch von mir. Es war ein jämmerliches Stöhnen.

Wenn man genau hinschaut, erkennt man auf meiner Stirn immer noch zwei kleine Narben. Die beiden anderen sind nicht zu sehen. Sie sitzen an meinem Hinterkopf.

Der stereotaktische Ring besteht neben dem Ring aus vier Säulen, die den Rahmen bilden. Dieser Ring oder Rahmen befindet sich auf der Höhe des Mundes. Der Ring wiegt nicht einmal anderthalb Kilo, aber nach ein paar Stunden fühlt es sich an, als hätte man ein bleischweres Gerät auf dem Kopf.

Für den Rest des Tages musste ich den stereotaktischen Ring aufbehalten. Während einer Angiografie und eines CT-Scans wurde mein Kopf festgehalten, um den genauen Ort der AVM – meiner Arteriovenösen Malformation – zu bestimmen.

Ein Gefühl der Ohnmacht überkam mich, als man mich fixierte. Ich konnte nichts mehr sagen, nichts mehr tun. Ich musste mich der Behandlung unterwerfen.

Danach brachte man mich in mein Zimmer zurück. Ich schlief tief und fest ein. Ich erinnere mich noch, dass ich aufwachte, als meine älteste Schwester zu Besuch kam. Sie brachte mir einen großen Blumenstrauß mit. Sie kam während ihrer Arbeitszeit, im Businessdress. Ich dachte: Typisch meine Schwester. Wenn sie etwas anfängt, macht sie es richtig. Aber ich sagte nichts, nur »Hallo«. Ich war von den Medikamenten zu betäubt. Sehr gut erinnere ich mich an den Schrecken in ihren Augen: Da lag ihre Schwester in sich verkrampft, weit weg und mit diesem stählernen Rahmen am Kopf festgeschraubt. Aber ich konnte nichts sagen, um sie zu beruhigen.

Später am Nachmittag erfolgte dann die Bestrahlung. Vorher hatten die Laboranten berechnet, welche Dosis nötig wäre. Auch die genaue Lokalisierung war wichtig. Die Bestrahlung durfte nur die AVM treffen. Andere Orte, etwa die Sehnerven, galt es so gut wie möglich zu vermeiden.

Man brachte mich in einen Raum im zweiten Untergeschoss des Krankenhauses. Ich kann mich nur vage an die Behandlung erinnern, so betäubt und außer Gefecht gesetzt war ich durch die vorangegangenen Stunden. Als ich später ins Krankenhaus zurückkehrte, um mir alles noch einmal anzusehen, erkannte ich, dass es ein weißer, heller Raum war. Der Bestrahlungsapparat stand in der Mitte. Der Raum war nicht riesig wie in meiner Erinnerung. Er hatte auch nichts Beängstigendes oder Überwältigendes. Ich erinnerte mich an Monitore, über die die Laboranten und der Radiotherapeut mich sehen konnten. So einen Monitor gibt es dort, aber es ist eher ein kleines Fenster. Ich erinnerte mich auch, dass das Zimmer voll von Computerbildschirmen war, größeren und kleineren. Tatsächlich gibt es da einen Computer, aber der steht ordentlich auf einem kleinen Tisch neben dem Bestrahlungsapparat.

Einer der beiden anwesenden Laboranten setzte mir die Kappe mit den Koordinaten auf. Sobald der Apparat richtig eingestellt war, konnte sie wieder abgenommen werden. Die Laboranten verließen den Raum und verschwanden hinter der Scheibe. Die Bestrahlung konnte beginnen. Die Behandlung an sich dauerte nur fünf Minuten. Eine Laborantin stellte sich zu mir. »Es ist vorbei«, sagte sie und machte mich los.

Die Laborantin fuhr mich zurück in mein Zimmer. Der Arzt kam herein. Er sagte: »Noch ein letztes Mal.« Ich sagte nichts mehr. Die Laborantin hielt den Ring fest. Der Arzt schraubte ihn los. Dann nahm er mir den Ring vom Kopf. In väterlichem Ton sagte er: »Sie können jetzt nach Hause. Versuchen Sie, sich auszuruhen.«

Defizite

Jetzt, zwei Jahre später, bin ich wieder in der Klinik der Vrije Universiteit Amsterdam, weil die Ärzte herausfinden wollen, ob die Bestrahlung erfolgreich war. Man muss zwei Jahre warten, weil es sich bei dem stückweisen Zusammenwachsen der AVM um einen langsamen Prozess handelt.

Die Tatsache, dass ich hier bin und auf das Ergebnis warte, lässt mich umso deutlicher wahrnehmen, was passiert ist.

Vor einem Jahr hatte ich ein Gespräch mit einem ärztlichen Gutachter von der Sozialversicherung, der entscheiden sollte, ob ich wieder arbeiten konnte. Peter begleitete mich, denn allein war es mir noch zu viel. Eine frustrierende und entmutigende Erfahrung. Ich weiß noch, dass ich zu Fuß die Treppe hochging. Nach meinem Gefühl schnell und ziemlich gut. Oben meinte der Arzt: »Sie haben Probleme mit Ihrem Bein, das sieht man sehr deutlich. Mit Ihrem Arm auch. Für alles andere setzen wir uns erst mal hin.«

Ich fühlte mich ertappt, weil er es gesehen hatte. Meinem Gefühl nach war ich schnell und gut gelaufen. Man sah doch kaum etwas? Wie hatte er bloß merken können, dass es mir schwerfiel, mich zu bewegen? Später stellte ich Peter diese Frage. Seine Antwort war ernüchternd. »Man sieht es. Daran wirst du dich gewöhnen müssen.«

Seitdem fühle ich mich unsicher: Ich weiß, dass die Leute meine Defizite sehen können, und ich schäme mich dafür. Als hätte ich etwas, von dem niemand wissen darf. Aber tatsächlich kann jeder es sehen, als stünde ich nackt mitten auf dem Dorfplatz.

Ich fühlte mich von dem Arzt unverstanden. Er fragte, wie es mir gehe, und ich erzählte ihm stolz, ich würde wieder schreiben. Am Computer, vor allem mit der linken Hand, aber ich schrieb. »Manchmal sitze ich nachmittags einfach da und schreibe. Darüber, welche Fortschritte ich gemacht habe, oder einfach darüber, was so alles passiert ist. Oder über Julie, was für Geräusche sie gemacht hat, welche Zähne sie bekommen hat«, erklärte ich ihm stolz, als handele es sich dabei um eine sehr wichtige Arbeit.

Mit einem vorsichtigen Seitenblick zu Peter fragte er mich, wie oft ich das tat. Ich dachte nach. Lange. Dann musste ich zugeben, dass das etwa zwei oder drei Mal im Monat passierte und ich noch keine einzige Seite gefüllt hatte.

»Es ist sicher gut, wenn Sie Schreibübungen machen, aber mehr erwartet man im Moment nicht von Ihnen«, erklärte der Arzt vorsichtig. »Lassen Sie sich ruhig Zeit, unser Krankenversicherungssystem ist genau für solche Fälle da«, fügte er beruhigend hinzu. Damals fasste ich das vor allem als Unverständnis seinerseits auf. Inzwischen weiß ich, dass er recht hatte. Er hatte die große Veränderung in meinem Leben in Worte gefasst. Ich tat nicht viel, aber es fühlte sich an wie eine immens große Aufgabe.

Röcheln

Der Radiologe bittet mich, ganz still zu liegen. Er ist hinter der Glasscheibe hervorgekommen und hat sich neben mich gestellt. Er sagt, ich solle damit rechnen, dass der Blitz häufig Kopfschmerzen auslöst. »Aber die gehen vorbei.« Ich mache die Augen zu und denke an Peter.

Vor ein paar Monaten habe ich ihn gebeten, mir von den ersten Stunden und Tagen nach meiner Hirnblutung zu erzählen. Ich konnte mich an nichts erinnern, weil ich nicht bei Bewusstsein gewesen war. Natürlich gab es Momente, von denen man mir erzählt hatte, aber ich wollte einmal alles am Stück hören. Peter fand das schwierig, weil, so sagte er, auf diese Weise »alles wieder hochkam«. Trotzdem hat er es getan.

Am Tag meiner Hirnblutung war ich morgens im Bronovo-Krankenhaus in Den Haag gewesen. Dort hatte man Tests gemacht, weil man feststellen wollte, ob ich unter Schwangerschaftsdiabetes litt. Zwischen der Einnahme der Glukose und den Bluttests lagen zwei Stunden. Während dieser Zeit hatte ich im Wartezimmer gesessen und geschlafen. Das war mir seltsam vorgekommen; allerdings hatte ich mich am Vortag krankgemeldet, weil ich mich fühlte, als bekäme ich eine Grippe. Außerdem, so hatte ich mir gesagt, lag es bestimmt an der Schwangerschaft.

Mit diesem Argument hatte ich auch Peter beruhigt, als ich ihm eine SMS schickte. Zu Hause legte ich mich wieder hin, und als ich um vier Uhr nachmittags aufwachte, fühlte ich mich ein wenig besser. Das sagte ich auch am Telefon zu Peter. Wir beendeten das Gespräch, und ich ging zur Toilette. Danach weiß ich nichts mehr.

Peter hatte zusammen mit einem Freund gegessen. Ich hatte nicht auf eine SMS von ihm reagiert, und das war so gar nicht meine Art. »Ich habe ein paarmal versucht, dich anzurufen. Als du nicht ans Telefon gingst, bekam ich das Gefühl, dass etwas ganz Schlimmes passiert sein könnte. Ich habe bis nach Hause höchstens eine Viertelstunde gebraucht, aber es fühlte sich an wie Stunden. Es war halb neun. In der Wohnung brannte kein Licht. Es war Herbst und schon ganz dunkel. Ich rief nach dir. Zwei Mal, drei Mal, aber es kam keine Antwort. Ich rannte nach oben, denn dort brannte Licht, und da lagst du, lang ausgestreckt vor der Toilette. Mit dem Buch *Schwanger* neben dir, aufgeschlagen bei einer Ultraschallaufnahme von einem Baby in der achtundzwanzigsten Woche.

Wieder rief ich deinen Namen, aber du hast nicht reagiert. Du lagst auf der rechten Seite, dir liefen Speichel und ein bisschen Blut aus dem Mund, und du hast sehr mühsam geatmet. Du hast versucht, etwas zu sagen, aber es kam nur eine Art Röcheln. Dann sah ich es: Dein Gesicht war schief. Ganz schief auf der einen Seite. Ich wusste, dass etwas Schlimmes passiert war, aber an eine Hirnblutung dachte ich nicht. Das schien mir ganz unmöglich.

Nach meinem Gefühl dauerte es Stunden, bis der Krankenwagen kam. Wahrscheinlich waren es aber nur fünf Minuten. Die Sanitäterin untersuchte dich und sagte: ›Ich vermute, dass Ihre Frau eine Hirnblutung erlitten hat.‹ Ich hörte, was sie sagte, aber begreifen konnte ich es nicht.

Sie gab dir eine Spritze; ich weiß nicht, welches Mittel, aber auf wundersame Weise kamst du danach wieder ein bisschen zu dir. Im Sitzen wurdest du in Begleitung der Sanitäterin die Treppe heruntergebracht. Dann legte man dich auf eine Trage und fuhr dich zum Krankenwagen. Ich setzte mich auf den Beifahrersitz, die Sanitäterin blieb hinten bei dir.

Ich wollte ins Bronovo-Krankenhaus. Ich dachte, da hat man dich heute Morgen noch gesehen, da weiß man sicher, was zu tun ist. Ich sagte zu dem Sanitäter: ›Ins Bronovo-Krankenhaus, und keine weitere Diskussion.‹ Als wüssten die Leute nicht, wo du am besten aufgehoben wärst. Aber ich hatte das Gefühl, die Kontrolle nicht aus der Hand geben zu dürfen. Später am selben Abend brachte man dich dann doch noch ins Krankenhaus Westeinde. Dort gibt es Spezialisten für Hirnprobleme, wie das Personal im Krankenwagen auch gesagt hatte. In der Notaufnahme befestigte man sofort lauter Kabel und Schläuche an dir. Und man machte mit einem Computertomografen Röntgenaufnahmen von deinem Kopf. Du hattest in dem Moment das Bewusstsein verloren, als man dich in den Krankenwagen brachte. Du hast auf der Seite gelegen und geschnarcht. Eigentlich war es ein Röcheln. Laut und unregelmäßig.«

Ich denke an die ersten Stunden im Krankenhaus zurück. Wie meine Eltern und meine Schwestern dorthin kamen, wie Peter dort herumirrte. »Ich habe alles als völlig unrealistisch und surreal erlebt. Deine älteste Schwester kam dazu; sie hatte die Situation viel besser im Griff. Sie war stark, wie immer. Sie wollte die Aufnahmen von deinem Kopf anschauen. Darauf sah man ein schwarzes Gehirn. Das Schwarze war Blut, erklärte der Arzt, und er sah besorgt aus. Ich schaute zu deiner Schwester hinüber und wusste nicht mehr weiter. Sie hielt mich fest. Ich weinte in ihren Armen.

Im Bronovo-Krankenhaus erfasste mich ganz kurz ein intensives Gefühl der Hoffnung. Deine Mutter saß bei dir am Bett, und du wurdest, so schien es jedenfalls, kurz wach. Du hast die Augen aufgemacht und sie gefragt, was sie hier macht.

›Musst du nicht in Tilburg sein?‹ Das wusstest du also noch. Danach hast du die Augen wieder zugemacht und weitergeschlafen. Wir saßen an deinem Bett. Innerhalb von zwei Stunden müsste eine Besserung eintreten, hat der Gynäkologe gesagt. Sonst würde man die Geburt einleiten. Das Kind war achtundzwanzig Wochen alt, wahrscheinlich gerade alt genug, um überleben zu können.

Die Ärzte meinten, man werde wohl eine Drainage legen müssen, um das Blut aus dem Gehirn abzuleiten. Wenn es dazu käme, wärst du so gut wie tot, dachte ich. Es war nicht nötig. Die Blutung hörte auf. Aber du kamst nicht wieder zu Bewusstsein.

Am nächsten Tag ging ich kurz nach Hause, weil dein Vater mich dazu gedrängt hatte und er ganz früh am Morgen wieder ins Krankenhaus gekommen war. Er brachte mich heim. Deine Mutter blieb bei dir. Sie hatte genauso wie ich die Nacht im Krankenhaus verbracht. Von zu Hause aus rief ich meine Töchter an. Obwohl ich mein Bestes tat, um alles harmloser erscheinen zu lassen, als es war, gelang mir das nicht. Ich konnte ihnen nur viel Kraft wünschen und ihnen versprechen, sie dürften dich so bald wie möglich besuchen. Aber ich wusste nicht, wann das sein würde und ob es überhaupt noch dazu käme. Ich ging nach oben, weil ich duschen wollte. Da sah ich die Spritze und das Blut auf dem Boden. Ich dachte: Das Leben, wie ich es kannte, ist vorbei. Jetzt bin ich kein Sonntagskind mehr. Ich brach zusammen. Ich habe hemmungslos geweint.«

Erschöpfung

Der Radiologe steht im Nebenzimmer hinter der Scheibe und sagt, dass wir jetzt bei der Hälfte angelangt sind. Meine Gedanken schweifen wieder ab. Jetzt, wo ich so hier liege, schaue ich auf die letzten Jahre zurück. Als wäre vorher keine Zeit dafür gewesen. Jetzt ist es, als wäre ein Strom in Gang gekommen.

Ich denke an die unendliche Müdigkeit aus der Zeit zurück, als ich nach meiner Hirnblutung wieder zu mir kam. Eine Müdigkeit, wie ich sie noch nie zuvor erlebt hatte. Die Erschöpfung war so groß, dass ich nur ein paar Stunden pro Tag wach verbrachte. An Träume konnte ich mich nicht erinnern, obwohl ich meine Träume und Albträume vor der Hirnblutung bis in die kleinsten Details nacherzählen konnte. Während des ersten Jahres nach der Hirnblutung war ich meist nur wach, wenn Julie auch wach war. Dann fütterte ich sie, spielte mit ihr oder saß einfach so mit ihr da. Ich badete sie zusammen mit Verwandten oder Freunden, wir besuchten Babygeschäfte oder gingen mit dem Kinderwagen durch den Park. Das war immer ein Sieg. Aber auch deprimierend. Was ich allein hätte tun müssen, konnte ich nur zusammen mit anderen. Und was ich mal eben so zwischendurch hätte erledigen müssen, wurde zu einer Aufgabe, die einen ganzen Tag in Anspruch nahm.

Manchmal versuchte ich, wach zu bleiben, wenn Julie

schlief. Dann versuchte ich, mit Peter oder mit Angehörigen und Freunden, die gerade zu Besuch waren, zu sprechen, aber das fiel mir schwer. Ich versuchte auch, mich mit Peters Töchtern zu unterhalten oder etwas mit ihnen zu machen, aber ich kann mich nur an wenige Gelegenheiten erinnern, bei denen mir das gelang. Immer nur kurz. Danach war ich so müde, dass ich einschlief. Egal, wo.

Diese Schwere hatte ich vorher nicht gekannt. Alles war größer, als es schien, und Entfernungen wirkten größer auf mich, als sie waren. Eine Tasse in die Hand zu nehmen fühlte sich an wie Gewichtheben, und vom Sofa in die Küche zu kommen und mir etwas zu essen zu holen fühlte sich an wie ein Marathon. Laufen war, als müsste ich mich durch ein Becken voller Sirup kämpfen. Aber auch einfach nur Dasitzen strengte mich an. Ich weiß noch, dass Freunde zum Essen kamen und ich kaum etwas sagte. So viel Energie kostete es mich, den Gesprächen zu folgen. Selbst etwas zu sagen war zu viel.

Und dann gab es Concerta. Dieses Medikament verschreibt man oft hyperaktiven Kindern, damit sie sich besser konzentrieren können, aber ich bekam es, um mein Energielevel zu stabilisieren. Die Medizin hielt, was sie versprach. Ich schlief zwar mittags immer noch, aber in den Wachphasen war ich wirklich bei Bewusstsein. Der Nachteil waren die Nebenwirkungen. Concerta fällt nicht ohne Grund unter das Betäubungsmittelgesetz: Etwa um fünf Uhr bekam ich Entzugserscheinungen. Zittern, einen trockenen Mund, redete wirr. Aber die Vorteile überwogen die Nachteile. Ich konnte wieder ein wenig am Leben teilnehmen.

Amputation

Es dauerte lange, ehe der Ernst dessen, was geschehen war, zu mir durchdrang. Es war, als berührte es mich nicht wirklich und es ginge nur zum Teil um mich. Das zeigte sich zum Beispiel während der Physiotherapie im Rehazentrum. Nach ein paar Monaten, in denen ich zwei Mal pro Woche Therapie bekommen hatte, fragte ich die Physiotherapeutin, wann ich wirklich eine Verbesserung wahrnehmen würde, wann ich meine rechte Hand wieder gut zum Schreiben würde verwenden und wann ich wieder würde joggen können. Sie sagte einen Moment lang nichts. Und dann: »Es wird nicht wieder so werden wie vor Ihrer Hirnblutung.«

Kurz fühlte ich mich, als würde ich zu Boden gedrückt, als müsste ich laut schreien und wegkriechen, aber ich riss mich zusammen. Vor ihr, aber auch vor mir selbst. Ich holte tief Luft, straffte die Schultern. Es ging nicht anders, ich würde weitermachen müssen. Und mein geschundenes Gehirn brauchte Zeit, um alles zu verarbeiten.

Es war, als trüge ich einen Schleier, der dafür sorgte, dass zu gewichtige, zu bestürzende Neuigkeiten nicht zu mir durchdrangen. Manchmal durchbrachen sie den Schleier, aber wenn der Schmerz und die Trauer zu groß wurden, schloss sich der Schleier wie von selbst um mich herum. Dann war ich beschützt und in Sicherheit. Manchmal lebe ich noch immer in einem Nebel, aber es kommt viel seltener vor. Und auch wenn auf diese Weise der Kontakt mit anderen besser wird, finde ich selbst das schwieriger. Denn ich habe noch immer ab und zu die Möglichkeit, unter dem Schleier zu verschwinden, und es ist schmerzlich, die Wahrheit so häufig in taghellem Licht sehen zu müssen.

Sosehr ich auch daran arbeite, körperlich komme ich nicht mehr auf meinen alten Stand zurück. Ich schreibe jetzt mit der linken Hand, obwohl ich eigentlich Rechtshänderin bin. Außerdem male ich mit links. Ein Jahr nach meiner Erkrankung besuchte ich einen Malkurs. Das Malen mit der rechten Hand brachte mich an die Grenzen meiner Konzentrationsfähigkeit und meiner physischen Möglichkeiten. Nach dem ersten Abend war ich todmüde. Als ich dann die linke Hand zum Malen nahm, ging es ganz leicht. Ich hatte genug freie Kapazitäten, um darauf achten zu können, was ich da malte, welche Farben und Formen ich gebrauchte, statt einfach nur froh darüber zu sein, eine gerade Linie hinzubekommen oder innerhalb der vorgegebenen Umrisse zu bleiben. Auch schwere Taschen hebe ich mit links hoch. Ich koche damit, räume die Spülmaschine ein und aus und tippe auf dem Computer mit links. Die rechte Hand macht mit, übernimmt aber keine Hauptaufgaben. Außerdem muss ich darauf achten, sonst würde mein rechter Arm einfach nur wie ein schlaffes Anhängsel herunterhängen.

Beim rechten Bein habe ich mit demselben Problem zu kämpfen. Übungen helfen fast gar nicht mehr. Es gibt immer mehr Augenblicke, in denen ich mein Bein abstoßend finde. Es ist ein bisschen wackelig. Es bleibt dünner als das linke Bein, egal, wie viel ich übe. Außerdem hinke ich noch. Und oft tut das Bein nicht, was es soll. Wenn ich nicht darauf achte, halte ich den Unterschenkel schief und stütze mich mit der Seite meines Fußes ab. Das merke ich aber nur, wenn ich mich darauf konzentriere.

Durch mein Bein werde ich immer an meine Hirnblutung erinnert. Es ist, als gehörte es nicht zu mir, denn es tut nicht, was ich will. Immer öfter wünsche ich mir insgeheim, ich könnte es amputieren lassen. Weg mit dem Bein, weg mit dem Fuß. Wenn ich andere Leute ansehe, bemerke ich, dass ihre Beine einfach so funktionieren, ohne dass sie darüber nachdenken müssen.

Darum können sie laufen, rennen, springen und tanzen. Ich erinnere mich, dass ich früher, wenn ich krank war und hohes Fieber hatte, auf den Fernseher starrte. Dann schaute ich mir Eislaufen oder Radrennen an. Ich fand es ganz unglaublich, dass Menschen das konnten, dass sie in der Lage waren, solche Leistungen zu vollbringen. Je kränker ich war, desto gewaltiger erschien mir das. So geht es mir jetzt mit dem Laufen. Oder schon mit dem Stehen. Dabei bin ich nicht krank, habe kein Fieber, nicht einmal erhöhte Temperatur. Aber Laufen oder Stehen ist nicht mehr normal. Das Bein gehört nicht mehr zu mir. Darum wünsche ich mir diese Amputation.

Glasschale

Ein weiterer Moment ohne Schleier war die Verkündung der Ergebnisse der neuropsychologischen Untersuchung. Die Neuropsychologin im Rehazentrum wollte herausfinden, in welchem Maß meine Intelligenz und meine Reaktionsschnelligkeit in Mitleidenschaft gezogen worden waren. Sie war ein nüchterner, netter Mensch, etwa Mitte fünfzig. »Machen Sie sich keine Sorgen«, hatte sie gemeint. »Wir wollen nur einen Eindruck davon bekommen, was Sie können.«

Ich erinnere mich an den Test. Es ging um eine Glasschale und einen Korken. Meine Aufgabe war, den Korken aus der Schale zu bekommen, ohne ihn mit den Händen zu berühren. Neben der Schale gab es ein kleines Glasgefäß samt Deckel, einen Haken und eine weitere Schale mit Wasser. Auf diese Weise wurde überprüft, ob man zum Lösen von Problemen in der Lage war und wie schnell und flexibel man dabei vorging.

Ich schaute mir alles an, dann noch mal, hatte aber keine Ahnung, was ich tun sollte. Mir fiel nur eine einzige Methode ein, um den Korken aus der Schale zu bekommen, und zwar durch Anfassen. Aber das durfte ich nicht. Die freundliche psychologische Assistentin ließ sich nicht erweichen, was diesen Punkt betraf. Nach ein paar Minuten holte sie mit dem Haken den Deckel von der Schale. Dabei sah sie mich ermutigend an. Ich schaute auf die Schale, auf die Assistentin und dann wieder auf die Schale.

Es dauerte bestimmt noch zehn Minuten, bis ich begriff, dass ein Korken auf dem Wasser schwimmt. Ich füllte die Schale mit Wasser, aber dafür benutzte ich nicht das Gefäß, sondern den Deckel. Bis ich die Schale gefüllt hatte und der Korken herauskam, waren bestimmt zwanzig Minuten vergangen. Für den Test hatte man eigentlich fünf Minuten angesetzt.

Ich glaube, ich bin den ganzen Test in den darauffolgenden Monaten bestimmt hundert Mal durchgegangen, ehe ich sagen konnte, wo ich einen Fehler gemacht hatte und wie es richtig war. Bei den ersten Versuchen stieg ich schon aus, bevor ich überhaupt darüber nachdenken konnte. Einen Monat später kam ich ein Stückchen weiter; ich wusste jetzt, dass man den Deckel mit dem Haken hochheben konnte. Dann dauerte es noch ein halbes Jahr, bis ich gedanklich mit dem kleinen Glasgefäß – und nicht mit dem Deckel – so viel Wasser in die Schale füllen konnte, dass der Korken auf dem Tisch landete.

Die gesamte Untersuchung zeigte, dass ich träge geworden war. Auch die Unterkategorien, in denen ich einen Durchschnittswert erzielt hatte, zum Beispiel das schnelle Lesen von Wörtern oder das Finden von Synonymen, dauerten viel länger als früher.

»Aber das bedeutet nicht, dass Sie es nicht können«, sagte die Psychologin. Ich war nicht ihrer Meinung. Ich konnte einige Dinge noch, das stimmte, aber ich konnte sie nur langsam, sehr langsam, und nur, wenn die Umstände stimmten: Es musste still sein und so früh am Morgen, dass ich noch nicht wieder zu müde war. Außerdem erforderte es die höchstmögliche Konzentration, damit mir Wörter einfielen.

Darüber hinaus hatte mein Kurzzeitgedächtnis gelitten. Dieser Arbeitsspeicher, so der offizielle Begriff, wird unter anderem verwendet, wenn man sich eine Telefonnummer merkt, aber auch beim Anziehen oder Frühstücken. Wenn der Arbeitsspeicher beschädigt ist, bricht Chaos aus. Man möchte sich Socken anziehen, kann sich aber nicht mehr daran erinnern, dass man die neben sich gelegt hat, oder man will ein Brot belegen, weiß aber nicht mehr, ob man Käse oder Wurst nehmen wollte. Ich musste mich ständig konzentrieren, damit so etwas nicht passierte, und deshalb gab es kaum Platz für etwas anderes.

Ich fühlte mich wie eine Geisel meines eigenen Gehirns. Denn wie soll man von sich sagen, dass man dümmer geworden ist, wenn der neue Kopf nicht weiß, in welchen Gebieten man früher schlauer war? Dinge, die ich nicht mehr begreifen konnte, gab es genug, aber ich war nicht in der Lage zu sagen, was ich früher verstanden hatte und jetzt nicht mehr verstand. Denn wenn man nicht mehr weiß, dass eins und eins ganz einfach zwei ergibt, wie soll man dann sagen können, dass man das früher wusste? Es ist, als würde man auf Englisch erklären, dass man kein Englisch mehr spricht. Wie soll man also etwas begreifen können, wenn das Begriffsvermögen gelitten hat?

Ich weiß sehr wohl noch, dass ich früher mehr konnte, mehr tat, Dinge wissen wollte, die mich nun nicht mehr interessierten. Ich habe einmal versucht, diese früheren Interessen wieder zum Leben zu erwecken, indem ich mir ein Exemplar der Zeitschrift *De Groene Amsterdammer* kaufte. Darin gab es einen Artikel über Entwicklungshilfe, ein Thema, das mir immer sehr am Herzen gelegen hatte. Ich fing an zu lesen und stieg schon im dritten Absatz aus. Begann von vorne, ganz am Anfang. Aber wieder hielt ich nicht durch, diesmal passierte es noch früher als beim ersten Versuch. Und beim dritten Mal kam ich nicht weiter als bis zum Ende des zweiten Absatzes. Ich begriff nichts davon. Nichts.

Es war ein schwieriger, nicht besonders leserfreundlicher Text, aber selbst die groben Zusammenhänge konnte ich mir nicht erschließen.

Frustrierte mich das, wie das früher der Fall gewesen war, wenn ich etwas nicht begriff, was ich begreifen wollte? Ich glaube nicht. Es war vor allem ein Gefühl der Ohnmacht.

Geduld

Die Verständnislosigkeit von einigen Ärzten, Angehörigen des Pflegepersonals und anderen Menschen in ähnlichen Positionen im Krankenhaus und im Rehazentrum war schmerzlich. Zu oft hatten sie es zu eilig oder besaßen zu wenig Einfühlungsvermögen, um mich zu begreifen. Und manche konnten ganz einfach nicht gut zuhören.

Es gab durchaus Ärzte und Pflegekräfte, die die Geduld aufbringen konnten, jemandem zuzuhören, der langsam spricht und nicht immer einfach zu verstehen ist. Das war wichtig für mich. Denn ich wollte mich äußern, es ging nur nicht mehr so schnell wie früher und nicht zu allen Tageszeiten.

Aber es gab auch Pflegekräfte, die nicht über diese Geduld verfügten. Sie hörten nicht zu oder gingen weg, während ich noch nach einer Antwort suchte. Sie taten, was sie selbst am praktischsten oder am besten fanden.

Im Rehazentrum gab es Pflegerinnen und Pfleger, die nicht begriffen, wie sie am besten mit mir umgehen sollten. Manche hielten es für sinnvoll, mir im Vorbeigehen zuzurufen, ich solle nach unten kommen, wieder andere glaubten, ich würde sie am besten verstehen, wenn sie mich behandelten wie ein Kind.

Die Logopädin im Rehazentrum, die mir die Sprachübungen nicht geben wollte, die Schwester im Krankenhaus, die der

Ansicht war, ich brauchte zu lange für eine Toilettensitzung, und die Pflegerin im Rehazentrum, die unbedingt wollte, dass ich sofort frühstücken ging: Wäre ich gesund gewesen, hätte ich diese Situationen ärgerlich gefunden, sie jedoch achselzuckend abgetan. Aber jetzt, wo ich krank war und abhängig von diesen Leuten, konnte ich mit Verständnislosigkeit und Ignoranz nur schlecht umgehen.

Denn man konnte durchaus verstehen, was ich sagte. Man brauchte nur genug Zeit und Aufmerksamkeit. Das zeigten mir die Pflegekräfte und Ärzte, die mich sehr wohl verstanden und die auch ich verstand. Wie die Pflegerin, mit der ich am ersten Tag im Rehazentrum zusammen aß, die Physiotherapeuten im Rehazentrum und die Ergotherapeuten, die dafür sorgten, dass ich weitermachte, obwohl ich das nur mit Mühe schaffte.

Der Umgang mit einer Patientin wie mir kostet Zeit, aber es ist unbedingt notwendig, dass man sich diese Zeit nimmt. Vieles musste ich neu lernen, vieles musste ich tun, als täte ich es zum ersten Mal im Leben. In der sicheren Umgebung eines Krankenhauses oder eines Rehazentrums muss das möglich sein. Dass ich gerade dort das Gefühl bekam, nicht schnell genug zu reagieren oder mitzuarbeiten, machte mich nicht nur traurig, sondern auch wütend. Denn wenn es dort nicht möglich war, wo sonst?

Ich habe im Rehazentrum oft zu hören bekommen, dass nach zwei Jahren keine oder nur noch geringfügige Verbesserungen eintreten. Das stimmt nicht. Ich habe es am eigenen Leib erlebt. Gerade zwei Jahre nach der Hirnblutung durfte ich Fortschritte beim Sprechen verzeichnen. Ich kann wieder Witze machen, oft zuhören und dabei reden, und ich spreche schneller.

Auch bei der Versorgung, die ich zu Hause bekam, habe ich gelernt, dass die Qualität der Hilfe von demjenigen abhängig ist, der diese Hilfe gibt. Zwei Frauen kamen bald nach Julies Geburt zu uns nach Hause. Eine montags, dienstags und mittwochs, die andere donnerstags. Die Donnerstagsfrau redete viel. Sie erzählte mir jedes Mal etwas aus ihrem eigenen Leben. Von ihren drei Kindern und ihrem Exmann. Und davon, dass man es als geschiedene Frau nicht leicht hatte. Sie merkte nicht, dass ich für ihre Geschichten ganz einfach zu müde war. Sie nahm sich nicht die Zeit, auf eine Antwort von mir zu warten oder mir die Chance zu geben, mich selbst um meine Tochter zu kümmern.

Ich erinnere mich, dass Julie einmal aufwachte und ich zu ihr gehen wollte. Aber ich war langsamer als die Pflegekraft. Sie ging an mir vorbei durch den Flur zu Julies Bettchen und wollte sie hochnehmen. Ich sagte dann – lauter und in harscherem Ton als beabsichtigt –, dass ich das schon selbst tun würde, dass ich ihre Mutter sei. Später habe ich noch einmal nachgezählt. Ganze fünfzehn Sekunden war ich langsamer als sie. Fünfzehn Sekunden reichten aus, damit meine Helferin mich als Patientin sah und mir meine Position in meinem eigenen Haus streitig machte.

Die andere Frau verhielt sich anders. Sie sprach nicht über sich selbst, tat, was getan werden musste, und nahm sich vor allem Zeit, um mir zuzuhören. Und sie machte mich nicht kleiner, als ich war. Sie behandelte mich nicht wie ein Kind. Und ich ließ sie gewähren. Weil ich ihr vertraute. Sie sorgte gut für Julie, voller Liebe und Aufmerksamkeit, aber ohne sich aufzudrängen. Sie erledigte vor allem die Dinge, die anstanden, sodass ich in der Zeit, in der ich wach war, mit Julie spielen, Julie füttern, nach Julie schauen konnte.

Vorbei

Ich liege noch im Operationssaal. Die Angiografie ist noch nicht beendet. Es müssen noch mehr Aufnahmen gemacht werden. Ich zwinge mich dazu, an einen fröhlichen Moment zu denken. An meinen Führerschein. Ein Jahr nach meiner Hirnblutung durfte ich ihn erneut beantragen. Denn bei Erkrankungen des Gehirns wird der Führerschein für mindestens ein Jahr eingezogen.

Ich musste mit dem Taxi ins Rehazentrum fahren. Dadurch fühlte ich mich mehr als Patientin, als mir lieb war. Der öffentliche Nahverkehr stellte keine Option dar. Das Umsteigen, das rechtzeitige Aussteigen und das Warten auf die richtige Straßenbahn an der richtigen Haltestelle waren zu viel für mich. Das schaffte ich nicht.

Einmal stand die Straßenbahn schon an der Haltestelle. Ich wollte einsteigen. Aber ich wusste nicht, was ich tun musste. Ich erinnerte mich nicht, dass es Knöpfe gab, mit denen man die Tür öffnen konnte. Ich stand draußen und rief dem Schaffner zu, dass ich einsteigen wollte. Schließlich öffnete er die Türen für mich. »Können Sie das nicht selbst?«, sagte er unfreundlich und fügte ebenso unfreundlich hinzu: »Aufmachen, auf den Knopf drücken, Sie wissen schon.« Jahre des Reisens in Straßenbahnen, Bussen und Zügen machten da keinen Unterschied; nach meiner Hirnblutung stand ich wie ein kleines Kind draußen vor der Straßenbahn und klopfte an die Tür.

Das Autofahren war aber kein Problem, glaubte ich. Zur Vorbereitung auf die Prüfung nahm ich acht Unterrichtsstunden. So richtig gut liefen die allerdings nicht. Das Auto fuhr nicht immer geradeaus, und es kam vor, dass ich zu langsam reagierte, aber ich versuchte es trotzdem. Während meiner Fahrprüfung machte ich so ziemlich alles falsch, was man falsch machen konnte, aber die Prüferin war nett und gab mir noch eine Chance. Während sie nach Julie fragte und von ihren eigenen Enkelkindern erzählte, wurde ich ruhiger und bewältigte die Strecke gut – zumindest nicht mehr so schlecht wie vorher, als ich im zweiten Gang angefahren war und beim Abbiegen den Schulterblick vergessen hatte. Ich bestand die Prüfung. Ich war stolz und froh. Niemand brauchte mich mehr irgendwohin zu fahren, ich war wieder ein wenig selbstständig und frei.

Ein ähnliches Gefühl hatte ich, als ich von Peter zum Geburtstag ein »Mama-Fahrrad« bekam. Julie war damals dreizehn Monate alt. Es handelte sich um ein niedriges Modell, in das man gut einsteigen konnte. Seit meiner Hirnblutung war ich nicht mehr draußen Fahrrad gefahren. Beim Physiotherapeuten hatte ich ein Ergometer benutzt, aber das war drinnen gewesen, ohne Verkehr und ohne Julie. Doch auf diesem Fahrrad wollte ich es versuchen. Peter setzte Julie in den kleinen Sitz vorne im Kasten, und nach einigem Zögern fuhr ich mit ihr los. Wir drehten eine Runde ums Haus, und obwohl es mich viel Konzentration kostete, gelang es mir. Als ich um die Ecke bog, stand Peter draußen und wartete auf mich. Er hatte geweint. »Ehrlich gesagt war ich mir nicht sicher, ob du es schaffen würdest.« Julie schlug sich vor Vergnügen auf die Schenkel. Peter lachte. Erleichtert.

Der Radiologe steht neben mir. Er ist aus dem Nebenzimmer gekommen. Er sagt, dass es vorbei ist, dass alle Aufnahmen fertig sind. Er lacht mich freundlich an und kneift mich in die

Schulter. »Zuerst befreien wir Sie mal von diesem Schlauch. Und dann wird er« – bei diesen Worten zeigt er auf seinen Assistenten – »etwa zehn Minuten Druck auf die Wunde ausüben, damit sie nicht so stark blutet.«

Ich liege da und warte darauf, dass die zehn Minuten rumgehen. Meine Angst wird immer größer. Was soll ich tun, wenn sich herausstellt, dass nicht alles in Ordnung ist? Dass ich noch einmal bestrahlt werden muss? Muss ich dann wieder auf Antwort warten und inzwischen weitermachen und nur halb lebend mein Leben führen?

Ich frage mich, wann der Radiologe mir sagen wird, was er gesehen hat. Tut er das erst, wenn er Zeit hat? Hat er es schon gesehen, oder muss er erst alle Aufnahmen begutachten? Ich mache die Augen zu und versuche so zu tun, als ob mich das alles nicht beunruhigt. Aber währenddessen bohre ich mir die Fingernägel in die Handflächen. Auf meiner Unterlippe schmecke ich ein wenig Blut. Dabei habe ich nicht einmal gemerkt, dass ich mir auf die Lippen beiße.

Der Radiologe kommt wieder herein. Er wirkt entspannter als gerade eben. Munter sagt er: »Ich habe mir die Aufnahmen angesehen. Und es ist eine ganz eindeutige Sache. Die Behandlung war ein Erfolg.«

Ich schaue ihn ungläubig an. Ein Erfolg? Er zieht den Monitor heran. »Schauen Sie, hier.« Er deutet auf die Stelle, wo die AVM einmal geblutet hat. Das Gefäßknäuel ist noch da, aber als grauer, lebloser, toter Fleck. Es fließt kein Blut mehr hindurch. Er ist weg. Der Fehler in meinem Kopf ist weg.

Ich hole tief Luft. Es ist vorbei. So gut wie vorbei. Ich lächle. Ich grinse. Ich lache. Ich weine.

Teil 3

Weiterleben

Zurück

Es klingt beinahe vertraut. Auf dem Flur das Geklapper von Gläsern, Tellern und Bechern. Eine Frau ruft mit lauter Stimme: »Guten Appetit.« Und noch lauter, fast im Befehlston: »Tragen Sie hier ein, was Sie morgen essen möchten.«

Ich liege in einem Krankenhausbett im zehnten Stock im Stadtzentrum. Mein Bett steht am Fenster. Es ist Mittagessenszeit. Leute verlassen ihre Büros, Menschen beim Stadtbummel schlendern vorbei, Autos fahren vorüber. Ein Krankenwagen verlässt den Krankenhausvorplatz. Unten stehen Raucher.

Ich lächle. Vor fünf Jahren habe ich auch hier gelegen. Jetzt bin ich zurück. Aber in einem anderen Stockwerk und aus einem ganz anderen Grund.

In ein paar Tagen bin ich wieder weg. Dann gehe ich heim. Dann sind wir zu zweit, Marie und ich. Peter kommt uns mit Julie abholen. Ich schaue nach dem Menschlein in meinen Armen. Das Mädchen, das hier im Krankenhaus zur Welt kam, liegt jetzt friedlich da und schläft. Ich mache die Augen zu.

Ein serbischer Akzent

Die vergangenen Jahre standen im Zeichen der Genesung, des Aufstehens und Wiedermitmachens und manchmal auch des Überraschtseins darüber, wie andere mich sehen. Ich denke an das Ehepaar, dem wir während unseres Frankreichurlaubs begegnet sind. »Sie leben sicher schon eine ganze Weile in den Niederlanden?« Ich schaute den Mann an. Das Paar kam aus der Region Brabant. Julie spielte mit den Kindern Räuber und Gendarm. Er lachte. »Ich kann trotzdem hören, dass Sie keine gebürtige Niederländerin sind. Serbien?«

Ich komme aus den Niederlanden, aus Den Haag; ich habe in meinem ganzen Leben einmal drei Tage in Serbien verbracht. Ich kenne die Sprache nicht, ich habe keine serbischen Freunde, ich weiß nur wenig über das Land, aber offensichtlich spreche ich mit einem serbischen Akzent.

Wenig später war es die Mutter einer Freundin von Julie, die mich fragte, woher ich kam. Wir feierten gerade Julies vierten Geburtstag. Sie saß in einem Drehstuhl, und ihre Freundinnen schubsten sie an. Ich hatte uns Tee eingegossen, und dabei war ein Teil danebengegangen, weil ich die Tasse mit der rechten Hand hatte halten wollen. Ich hatte alles aufgewischt, ohne etwas zu sagen, aber ich hatte mich geärgert. »Frankreich oder Belgien. Ja, du klingst flämisch. Aber vielleicht irre ich mich ja auch?«

Ich hatte die Frau erstaunt angesehen. Schon wieder jemand,

der einen Akzent hörte, von dem ich nicht wusste, dass er meine Sprache färbte.

Ich begegnete ihr manchmal in der Krippe. Nur selten, denn meistens brachte ich Julie relativ spät dorthin. Darin lag – so sagte ich manchmal im Scherz zu Peter – der einzige Vorteil der Hirnblutung: Ich konnte zusammen mit Julie morgens länger im Bett bleiben. »Bonding in bed« nannte ich das, obwohl ich ganz einfach zu müde war, als dass der Tag schon hätte beginnen können. Und ich holte Julie meistens schon vor fünf Uhr nachmittags ab. Mehr aufgrund eines Schuldgefühls als aus dem Wunsch heraus, nett zu sein. Ich fühlte mich schuldig, weil sie in die Krippe musste, während ihre Mutter in einem Rehazentrum Übungen machte, statt einem guten Job als Journalistin nachzugehen.

Ich hatte die Mutter als nette Frau eingeschätzt, und ihre Tochter freundete sich immer mehr mit Julie an. Zusammen mit einem anderen Mädchen waren sie in der Krippe immer zu dritt. Drinnen spielten sie mit Puppen, posierten als Polizisten oder Elfen verkleidet, benutzten Wasser- oder Fingerfarben. Im Garten der Krippe fuhren sie Roller oder Fahrrad, saßen auf kleinen Motorrädern oder Trucks und spielten die ganze Zeit Verstecken, ohne dass sich jemand wirklich versteckt hätte oder gefunden worden wäre. Julie würde die Gruppe jetzt, wo sie in die Grundschule kam, sicher vermissen. Die Mutter und ich hatten hin und wieder flüchtig miteinander gesprochen, aber immer im Trubel des Hinbringens oder Abholens. Jetzt war sie also zu Besuch hier. Und in einer ihrer Fragen ging es darum, wie ich sprach. Sie hatte keine Hintergedanken dabei, aber die Antwort würde dem Besuch eine gewisse Ernsthaftigkeit verleihen. Ich müsste ihr erzählen, woher ich diesen Akzent hatte. Und das war keine spannende Geschichte über Frankreich oder Belgien, sondern eine Geschichte über das Krankenhaus und das Rehazentrum, ganz einfach hier in unserer Stadt.

Hinterher machte ich einen Witz darüber, auch wenn der eher dazu diente zu lachen, damit man nicht zu weinen brauchte. Wenn das alles war, war es sehr gut zu ertragen. Und außerdem lag Belgien ein ganzes Stück näher als Serbien. »Irgendwann komme ich ganz einfach wieder von hier«, sagte ich zu Peter. Die Mutter von Julies Freundin und das Ehepaar in Frankreich hatten sonst nichts bemerkt. An meinem Arm oder meinem Bein war ihnen nichts aufgefallen. So hatte auch Julies Kindergärtnerin nur gesehen, dass mit meinem Bein etwas nicht in Ordnung war. Als Peter ihr erzählte, was mir passiert war, war sie sehr erstaunt gewesen. An meiner Art zu sprechen fand sie nichts Ungewöhnliches. Sie hatte registriert, dass ich manchmal nach Wörtern suchte, aber der Müdigkeit die Schuld dafür gegeben – mit einer Tochter, die pro Nacht mindestens zwei Mal aufwachte, war das nichts Besonderes.

Ich selbst merke, dass ich langsamer spreche als früher. Außerdem verwende ich oft Füllwörter wie »sozusagen«, »weißt du« oder »so ein«. Auch den Ausdruck »könnte man sagen« benutze ich regelmäßig, vor allem, wenn ich nicht genau weiß, wie ich etwas ausdrücken oder erklären soll.

Ich erinnere mich noch, dass ich einmal mit Julie im Krankenhaus war, weil sie Polypen in den Ohren hatte. Als sie aus dem Operationssaal kam und fröhlich im Bett ein Puzzle machte, fing die Mutter des Kindes im Nachbarbett ein Gespräch mit mir an. Es ging um das Puzzle, um das Wetter, darum, wie oft ihr Sohn schon Polypen im Ohr gehabt hatte (drei Mal) und wie oft Julie (zwei Mal), und darum, dass wir hofften, dass es diesmal das letzte Mal war. Es war ein angenehmes Gespräch. So eines, das man überall und mit jedem x-beliebigen Menschen führen konnte. Kurz und freundlich. Zumindest war es die Art von Unterhaltung, die ich früher mit jedem x-beliebigen Menschen führen konnte. Denn jetzt ging das nicht mehr. Ich benutzte viele Füllwörter und beendete meine Sätze nicht. Ich stotterte und stammelte. Warum brachte ich nichts Sinnvolles heraus? Warum konnte ich diese Füllwörter nicht weglassen? Warum konnte ich meine Sätze nicht beenden?

Ich weiß es nicht. Ich weiß nur, dass der Morgen hektisch und angespannt verlaufen war. Und dass ich mich beim Sprechen unsicher fühlte und diese Unsicherheit immer größer wurde, je mehr Fehler ich während der Unterhaltung machte.

Aber es sind nicht nur Unsicherheit oder Müdigkeit, die es zutage bringen. Manchmal – und ich könnte wirklich nicht sagen, wann es passiert und wann nicht – verschlucke ich Wörter oder Teile von Sätzen. Oder ich lasse Sätze aus, die unbedingt ausgesprochen werden müssten. Das passiert inzwischen seltener, aber es kommt immer noch vor. Zum Beispiel brauchte Peter eine neue Tasche für die Arbeit. Ich hatte in einem Geschäft in Den Haag eine schöne Ledertasche entdeckt. Die sollte er sich ansehen. Statt ihm das zu sagen und darüber hinaus noch mehr von der Größe, Farbe oder Form der Tasche zu berichten, sagte ich nur das Nötigste. »Aktentasche. Schön.«

Am auffälligsten war dabei, dass ich überhaupt nicht bemerkte, wenn etwas nicht stimmte. Ich empfand ein vages Unbehagen, wusste aber nicht, was genau da fehlte. Darauf kam ich erst durch das Unverständnis der anderen. Peter gegenüber reagierte ich gereizt. Ich hatte doch alles gesagt, vielleicht hier und da einen Vokal oder Konsonanten weggelassen, aber das war es auch schon. Er konnte dem, was ich sagte, doch trotzdem noch gut folgen? Ich gab doch nichts Seltsames von mir? Langsam kam ich dahinter, dass in dem, was ich sagte, viel Wesentliches fehlte und ich in diesen Fällen keine sinnvollen Antworten oder positiven Reaktionen erwarten durfte.

Die Logopädin im Krankenhaus hier in der Nachbarschaft – die ich immer noch aufsuche – führt das teilweise auf unerwartete Ereignisse zurück. Übungen helfen da kaum. Die Probleme kommen nicht, wenn ich gerade konzentriert mit der Logopädin übe oder mit ebenso großer Konzentration ein Gespräch führe. Neulich fragte ich eine Freundin, wie viel sie davon bemerkte. »Am Anfang hast du beim Sprechen alles lang gezogen. Und wenn du sehr müde warst, wurdest du undeutlich. Oft hast du mitten im Satz einfach aufgehört. Dann wusstest du nicht mehr, was du sagen wolltest. Aber das ging mit der Zeit weg. Jetzt klingst du wieder wie früher. Du suchst nur noch manchmal nach Wörtern, und manchmal sprichst du ein bisschen langsamer als vorher.« Die Sache mit dem Serbischen oder Flämischen konnte sie überhaupt nicht nachvollziehen.

Bei Leuten, die ich schon kannte, als es passierte, fühle ich mich sicherer. Vielleicht, weil sie noch die Person von früher in mir sehen. Sie hören zwar, dass sich etwas verändert hat – dem einen fällt das Tempo auf, dem anderen das Suchen nach Wörtern –, aber sie hören, was ich sage, und verstehen auch, warum ich es sage. Bei neuen Leuten empfinde ich eine Unsicherheit, die in mir eine Angst davor auslöst, etwas zu sagen. Ich habe Angst, dass sie mich nicht verstehen, dass ich etwas sage, was einen unhöflichen, dummen oder schwachsinnigen Eindruck macht.

Wenn ich mein Gegenüber als Spiegel verwende, erhalte ich verschiedene Reaktionen. Man erwähnt meine Sprache, die unvollständigen Sätze, mein Bein oder meinen Arm. Die Leute sehen oder hören, dass etwas nicht immer normal ist, aber fast niemand sieht das Ganze.

Es kann vorkommen, dass ich der Ansicht bin, dass es gerade gut klappt mit dem Sprechen, und trotzdem fragt mich jemand danach, oder es geht um mein Bein oder meinen Arm, obwohl ich in diesem Moment selbst nichts davon bemerkt habe.

Das macht mir Angst. Wirke ich normal? Sieht man etwas? Hört man etwas? Es ist nicht schlimm, dass Leute davon wissen, es ist schlimm, dass sie vielleicht merkwürdige Eigenschaften an mir wahrnehmen und es nicht genug Zeit oder Kontakt gibt, um es zu erklären. Ich habe Angst, dass Leute es nicht verstehen und mich seltsam finden. Eine komische Frau, die gar nicht oder zu spät reagiert, die ein bisschen unsicher läuft und dabei das eine Bein ein bisschen weiter hochhebt als das andere. Ich mache mir auch Sorgen um Julie: Wie soll ich ihr das später einmal erklären? Und was soll sie zu den Leuten sagen, die nur einen Teil meiner Geschichte kennen, sich aber bereits eine Meinung gebildet haben?

Baguettebrötchen

In meiner Straße wohnt ein Mann, der weit über siebzig ist. Er ist freundlich und hat wundersamerweise noch den ganzen Kopf voller dichter grauer Haare. Richtig verwirrt ist er nicht, aber er sagt selbst, dass er »Mühe hat, die Übersicht zu behalten«.

Wenn er vom Bäcker kommt, braucht er oft etwas länger, um einem zu erzählen, dass er dort »diese Dinger gekauft hat, die aussehen wie so ein, ähm, französisches Brot, aber kleiner, also diese, ähm, Ba-guette-brötchen.«

Ich bin ihm ähnlich. Auch ich habe Mühe damit, kleine und scheinbar unbedeutende Dinge zu behalten. Namen, Zahlen, Ausdrücke oder ganz einfache Wörter entgleiten mir, sobald ich sie gehört habe. Oder ich verwechsle Dinge. So sage ich ganz oft zu Julie, dass wir die Enten füttern gehen, während ich vor einem Aquarium mit drei Goldfischen stehe. Mit Fischfutter in der Hand. Julie ist inzwischen alt genug, um mich verbessern zu können. »Das sind Fische, Mama. Fische. Wickie, Snickie und Stäbchen. Keine Enten. Fische.«

Eine Freundin meint, das sei alles eine Frage des Übens. »Wenn man etwas nicht kann, muss man es noch mal probieren. Immer wieder, bis man es irgendwann kann. Letzten Endes ist das alles eine Frage der Willenskraft.« Während sie das sagte, hatte sie gekocht, Kleidungsstücke ihrer Kinder zusammengelegt und die neuesten Neuigkeiten mit mir ausgetauscht. Ich hatte fasziniert zugehört. Ich schaute sie an und nahm alles wahr, was sie tat. Wie sehr wünschte ich mir, sie hätte recht. Wie einfach wäre das Leben, wenn diese Theorie stimmte, wenn es einfach eine Frage der häufigen Wiederholung wäre. Aber ich wusste, dass mir das nicht gelingen würde. Ich wusste auch, dass ihre Theorie keiner Überprüfung standhielt. Wenn man nicht gesund ist, kann man nicht alles können, nur weil man es will. Von einem Gelähmten kann man keine Bewegungen erwarten und von jemandem im Rollstuhl nicht, dass er aufsteht und läuft. Und man kann jemandem mit einer Erkrankung des Gehirns nicht sagen, er solle am normalen Leben teilnehmen. Denn wenn man das versucht, fühlt es sich oft so an, als befände man sich in einem zu schnell abgespielten Film. Manchmal gelingt es einem für kurze Zeit, dabei mitzumachen, aber dann ist es vorbei, und man muss sich ausruhen.

Für das konzentrierte Zuhören gilt dasselbe. Mit einem einzigen Gesprächspartner geht es oft gut, aber wenn da mehrere Leute sind und das Thema ein bisschen komplizierter wird, mache ich oft nicht mit. Nachrichten, die Wirtschaft und Finanzen betreffen, waren noch nie meine Stärke, aber im Groben konnte ich ihnen durchaus folgen. Ich verstand früher ohne allzu viel Nachdenken, wenn ein Ökonom über die Inflation oder das Bruttosozialprodukt sprach. Das nur als Beispiel. Aber heute ist »eine Wirtschaftskrise« das Äußerste, was ich begreifen kann. Zahlen entfallen mir, sobald ich mit dem Lesen des Artikels fertig bin. Ich weiß dann gerade noch, dass die Situation wegen der beschriebenen Krise »ernst« ist und dass es lange dauern wird, bis sich der Markt wieder erholt. Beim Fernsehen steige ich aus, sobald etwas kompliziert wird. Wie neulich zum Beispiel, als ein Mann etwas über den Unterschied zwischen den Dreißigerjahren und der aktuellen Wirtschaftskrise erklärte. Ich wollte zuhören, merkte aber, dass meine Gedanken immer wieder abschweiften. Ins Leere. Ins Nichts. Währenddessen ging es im Fernsehen weiter um das Thema, und ohne Zweifel wurde den Zuschauern viel Wissenswertes mitgeteilt.

Ich früher

Leben als Hausfrau. Als nicht besonders flinke Hausfrau. Als Hausfrau, die schon froh ist, wenn sie die Wäsche zusammengelegt hat und dann noch kochen kann. Oder die eigentlich schon zufrieden ist, wenn sie die Wäsche erledigt hat.

Die Wäsche erledigen. Oder kochen. Gerade mit solchen Dingen habe ich mich früher nicht befasst. Ich arbeitete, ich reiste, ich ging aus, ins Theater, in Konzerte, oder ich stürzte mich ins Nachtleben. Ich fuhr zur Safari nach Afrika, zu Museumsbesuchen nach Paris und hatte eine wunderbare Zeit in New York. Im Jemen erlebte ich viele erstaunliche Dinge, und zur Erholung verbrachte ich einige Zeit auf Curaçao. Ich ging mit Freunden oder Freundinnen an den Strand, setzte mich auf eine Caféterrasse oder irgendwo nach drinnen. Ich las viel: Zeitschriften, Zeitungen, Bücher. Und ich tat ständig viele verschiedene Dinge gleichzeitig.

Ich aß beim Fernsehen, benutzte mit der einen Hand die Fernbedienung, während ich mit der anderen SMS verschickte, blätterte in einer Zeitung und ging zwischendurch an mein Handy. Ich kaufte ein, und wenn ich den Laden verließ, telefonierte ich bereits mit der Redaktion, traf einen Bekannten, dachte über mein nächstes Schreibprojekt nach. Ich fand das nicht viel, sondern ganz normal. Außerdem sprach ich viel und schnell, dachte lösungsorientiert, hatte viele Ideen, und ich philosophierte mit Freunden über das Leben. Dabei ging es um die großen Weltprobleme und Fragen der persönlichen Existenz: vom Kinderwunsch bis zur Auswahl des richtigen Nagellacks.

Aber ich konnte mich auch in Fragen nach dem Warum verlieren. Die reichten dann so weit, dass keine Antwort mehr übrig blieb. Es gab auch eine düstere, von Panik beherrschte Seite. Es war eine Panik, deren Ursprung ich nicht kannte. Und ich wusste nicht, was ich dagegen tun konnte, außer abwarten, bis sie verschwand. Diese Düsternis war Teil meines Inneren, und in schlechten Augenblicken kam sie an die Oberfläche. Dann wollte ich nur noch im Bett liegen, mich unter der Decke verstecken. Nur mit mir allein. Oder ich floh in die Stadt, zur Arbeit, in illustre Kneipen oder schäbige Diskotheken, hoffte, dort alles zu vergessen und auf etwas oder jemanden zu stoßen, das oder der mir helfen konnte, mich beruhigen, mir eine Antwort auf das Warum, das Wohin, das Wozu geben.

Nach der Hirnblutung kannte ich solche Gefühle nicht mehr. Nicht nur mein Funktionsvermögen in Bezug auf Dinge wie Sprache und Motorik war betroffen, zugleich waren auch meine dysfunktionalen Eigenschaften verschwunden. Natürlich habe ich viel Traurigkeit verspürt, aber kein überwältigendes Gefühl der Düsternis. Und natürlich empfand ich Angst und Unruhe, aber sie entwickelten sich nicht zur Panik.

Dieselbe Entwicklung vollzog sich mit dem Schlafen. Ich war eine schlechte Schläferin gewesen, eine so schlechte, dass ich halbe Nächte lang wach lag, mich im Bett herumwälzte und zu schlafen versuchte. Es fiel mir immer schwerer, früh genug aufzuwachen, um pünktlich an meinem Arbeitsplatz zu sein. Ich musste mich krankmelden. Antidepressiva, Gesprächstherapie und Höhensonne sollten mir dabei helfen, rechtzeitig einzuschlafen und wieder aufzustehen. Ein Erfolg zeigte sich kaum. Was half, war ein Aufenthalt im Krankenhaus, zu dem mir ein befreundeter Arzt geraten hatte. Ich lernte wieder schlafen, mit Schlaftabletten. Danach nahm ich noch zwei Mal pro Woche eine Schlaftablette ein. Ich ging rechtzeitig schlafen und wachte pünktlich wieder auf. Es war nicht einfach, aber ich hatte alles mehr oder weniger unter Kontrolle.

Hin und wieder gab es auch Momente, die ich nicht begriff, weil sich die Zeit wie von selbst in nichts aufzulösen schien. Zum Beispiel an einem freien Samstag. Ich stand auf, war voller Pläne und Ideen. Zur Sicherheit schrieb ich sie auf einen Zettel. Zum Beispiel: um 13 Uhr Blumen kaufen, 13.30 Uhr Kaffee mit einer Freundin im Café um die Ecke. Es war, als hätte ich Angst, etwas nicht zu tun, wenn ich es nicht aufgeschrieben hatte.

Samstags war Peter oft mit seinen Töchtern unterwegs. Einmal saß ich noch im Pyjama auf dem Sofa, als er gegen fünf Uhr nach Hause kam. Ich hatte nichts gemacht, nur meine Liste hin und wieder ein wenig aktualisiert, in einer Zeitung geblättert und Zigaretten geraucht. Ich erinnere mich, dass er mich verblüfft fragte, warum ich mich nicht angezogen hatte und nach draußen gegangen war. »Was um Gottes willen hast du bloß den ganzen Tag gemacht?«, meinte er. Meine Antwort war ebenso ehrlich wie schmerzlich: »Ich weiß es wirklich nicht. Ich will ja, aber irgendetwas hält mich zurück.«

Mein Verhalten war ähnlich wie in einer Geschichte, die ich einmal von einer Freundin gehört habe. Ein Familienangehöriger benahm sich plötzlich beunruhigend. Oder besser gesagt: Er tat Dinge nicht, die er eigentlich hätte tun müssen. Morgens hatte er immer das Frühstück gemacht. Während sich seine Frau und seine Kinder anzogen, deckte er den Tisch und schenkte allen Tee ein. Aber als die Familie eines Tages nach unten kam, war da kein gedeckter Tisch, kein Tee und kein Vater. Seine Frau fand ihn im Wohnzimmer. Er stand einfach da. Sie fragte ihn, warum er nicht in der Küche war. Er schaute sie an und sagte: »Ich weiß es wirklich nicht.«

Bei diesem Mann wurde ein bösartiger Tumor festgestellt. Er hatte noch ein Jahr zu leben. Aus einem gut organisierten, munteren und intelligenten Mann wurde ein chaotischer, düsterer und fast kindischer Mensch. Der große Unterschied besteht darin, dass ich einen Genesungsprozess durchlaufen habe und er nicht, dass ich lebe und er nicht, aber die Übereinstimmungen sind bezeichnend. Seit meinem Schlaganfall ist mir nie wieder Zeit abhandengekommen. Auch Probleme mit dem Schlafen kenne ich nicht mehr. Ich schlafe ein, sobald ich den Kopf ins Kissen sinken lasse, und ich wache rechtzeitig auf.

Waren meine Schwierigkeiten mit dem Schlafen, das stundenlange untätige Dasitzen und meine Panikattacken Vorboten des Fehlers in meinem Kopf? Die Ärzte können zu einem möglichen Zusammenhang zwischen Hirnblutungen und Schlafstörungen nichts sagen. Aber ein Neurologe im Krankenhaus in Den Haag meinte, es würde ihn nicht erstaunen, wenn es eine solche Verbindung gäbe. »Es ist nicht wissenschaftlich bewiesen. Aber es ist sehr gut möglich. Wissen können wir es nicht.«

Schnipsel von damals

Ein geschädigtes Gehirn funktioniert auf seltsame Weise. Manchmal weiß man etwas nicht, was man eigentlich sofort wissen müsste. Dann wieder erinnert man sich an Details, die sich kein normaler Mensch merken würde. Weil ich herausfinden wollte, was ich verloren hatte, tauchte ich in meine Vergangenheit ein. Ich holte meine alten journalistischen Artikel hervor. Würde ich jemals wieder auf diesem Niveau arbeiten können? Ich holte eine Kiste mit alten Zeitungsausschnitten vom Speicher und setzte mich damit hin. Es war unheimlich, diese Berichte, Reportagen und Interviews zu lesen, als sollten sie mich mit einem Verlust konfrontieren, von dem ich noch nichts wusste.

Ich fand einen Stapel Artikel über den Hungerstreik der sogenannten »weißen Illegalen« in der Agneskirche in Den Haag, von Ende 1998. Das war mein erster großer Auftrag gewesen. Als Folge einer Gesetzesänderung mussten sie in ihr Heimatland zurückkehren. Die etwa hundertdreißig Männer hatten sich innerhalb von zweieinhalb Wochen aus stolzen, starken Menschen in schwache, verkrümmte Wesen verwandelt. Letzten Endes durften nur ein paar von ihnen bleiben.

Ich arbeitete von morgens früh bis abends spät. Ich war in der Kirche, sprach mit den Männern und ihren Familien, mit den Befürwortern und Gegnern des neuen Gesetzes, mit dem verantwortlichen Politiker, mit den Arbeitgebern der Männer und mit Repräsentanten ihrer Arbeitnehmerorganisation. Immer wieder fuhr ich in die Redaktion des *Haagsche Courant*, um Artikel zu schreiben. Ich erinnere mich noch, dass ich einmal nach einem Interview mit den Männern in der Kirche saß. Auf dem Boden, mit einem Notizblock auf dem Schoß. Ich hatte kaum geschlafen. Noch nichts gegessen. Aber ich arbeitete weiter, beseelt von dem Wunsch, es gut zu machen, diesen Männern eine Stimme zu geben.

Fasziniert las ich die Texte, die da vor mir lagen. Hatte ich die wirklich alle geschrieben? Und hatte ich mit all diesen Leuten gesprochen? Vor allem die Menge erstaunte mich. Drei, vier Artikel an einem Tag hatte ich ganz normal gefunden – jetzt wäre ich schon stolz, wenn ich einen pro Monat schaffen würde.

Ich blätterte vorsichtig weiter. Da, eine ganze Seite mit einer Reportage aus Marokko. Erstaunt starrte ich die Seite an. Marokko? War ich dort gewesen? Die ersten Zeilen des Textes erschienen mir fremd. »Selbst um diese Zeit – nach zwei Uhr nachts – besetzen junge Marokkaner den größten Teil der Monitore. Für ein paar Dirham pro Stunde können die Besucher hier im Internet surfen und chatten. Am beliebtesten sind die Seiten, über die man stundenlang Kontakt mit jungen Europäern oder Amerikanern halten kann. Denn der Westen hat nach wie vor eine große Anziehungskraft.«

Hatte ich mit jungen Marokkanern über ihr Leben und ihre Zukunftsaussichten gesprochen? Über ihren Wunsch, ihr Land zu verlassen? Eine vage Erinnerung kam zurück. Es waren keine deutlichen Bilder. Wenn ich jetzt wieder Angaben über die Verteilung des Wohlstands in Marokko lese, über den hohen Anteil junger Leute an der Bevölkerung oder über die Analphabetenquote, kommt es mir so vor, als hätte jemand anders den Artikel verfasst. Jemand, der weiß, worüber er schreibt. Hier scheint es, als wäre die Verbindung zu meiner Vergangenheit durchgeschnitten worden.

Und die wöchentlichen Kolumnen, die ich als Chefredakteurin der Digitalen Wandzeitung *Schilderswijk* für den *Haagsche Courant* verfasst hatte? Konnte ich mich an die noch gut erinnern? Und würde ich solche Texte heute noch schreiben können?

Die Kolumnen über das multikulturelle Stadtviertel Schilderswijk – mit einem Foto von mir, auf dem ich jünger, aber vor allem kraftvoller aussehe, als ich es jetzt bin – handelten unter anderem von einem dort ansässigen Verwalter, der nach langem Hin und Her doch bleiben durfte, und von Unruhen nach einem Schusswechsel. Ich erinnerte mich wieder daran, wie ich mit den Leuten hinter dem rot-weißen Absperrband der Polizei stand. Die Gespräche, die ich dort führte, kommen langsam wieder zurück. Aber dass ich danach eine Kolumne daraus machte, erscheint mir seltsam. Es ist, als wäre das nicht ich gewesen, sondern jemand, den ich gut kannte.

In mir stieg Angst davor auf, Artikel zu finden, die ich definitiv nicht mehr würde schreiben können. Trotzdem musste ich mir anschauen, was ich früher getan hatte und wer ich gewesen war. Wie sah es mit den Artikeln aus, die ich kurz vor dem Moment geschrieben hatte, als ich mich aus einer selbstständigen Frau in ein bedürftiges Kind verwandelte, aus einer Reporterin in eine Frau, die keine Zeitung lesen konnte?

Ich las das Samstagsinterview mit dem ehemaligen Ministerpräsidenten Ruud Lubbers, das ich im Auftrag des GPD-Pressedienstes geschrieben hatte und das in mehreren Regionalzeitungen erschienen war. Lubbers, der sich nun vor allem für Diversität und Nachhaltigkeit einsetzte, machte sich große Sorgen über die Probleme des multikulturellen Zusammenlebens. Das Gespräch fiel in die Zeit nach dem brutalen Mord an dem Regisseur und Filmemacher Theo van Gogh durch einen Mann marokkanisch-niederländischer Herkunft. Lubbers wollte die Debatte um eine neue Facette erweitern und sich gegen Gefühle des Hasses und der Angst gegenüber Ausländern aussprechen.

Beim Lesen des Artikels war ich vor allem erstaunt darüber, dass ich Begriffe wie »Vertriebene«, »Globalisierung«, »Reflexion« und »Fatalismus« benutzte – Wörter, die ich jetzt schwierig finde und die ich in den letzten Jahren beim Denken nicht verwendet habe. Aber sie stehen dort, als würden sie auf das Papier gehören. Es gibt einen logischen Zusammenhang, und es war mir gelungen, die Kernaussagen meiner stundenlangen Unterhaltung mit Lubbers zu erfassen und sie in einen Text von anderthalb Zeitungsseiten zu verwandeln, dem sich gut folgen ließ.

Nach dem Lesen der Artikel fühlte ich mich hilflos. Würde ich so etwas je wieder können? Würde ich den Mut aufbringen, für Interviews auf Menschen zuzugehen? Und würde ich wissen, was ich fragen musste, würde ich behalten, was sie mir erzählten? Ich wusste es nicht. Dass es so vieles und so viel Verschiedenes gab, ängstigte mich damals, und immer noch fürchte ich mich davor, es könnte zu viel sein.

Trotzdem arbeite ich wieder. Ein wenig. Vorsichtig. Als Freiwillige in der Schlussredaktion bei den *Haags Straatnieuws*. Die Verkäufer, Obdach- und Wohnungslose, stehen vor den Supermärkten der Stadt und der Region. Ich bin dort nicht einmal einen ganzen Tag pro Woche. Aber die Arbeit ist interessant, und es ist außerdem eine gute Sache, in einer Redaktion zu sitzen und nicht nur zu Hause.

Gleichzeitig frustriert es mich, dass ich nach einem halben Tag sehr erschöpft bin. Dann gelingt mir nichts mehr, ich übersehe Fehler und weiß nicht mehr, was an einem Artikel geändert werden muss und warum. Wenn ich für jeden Artikel einen ganzen Tag Zeit hätte, würde ich es gut schaffen; dann würde ich wieder genauso gute Überschriften formulieren und genauso viele Fehler finden wie früher. Aber jetzt klappt es oft nicht, wenn ich mich an ein normales Arbeitstempo anzupassen und ein paar Texte hintereinander zu redigieren versuche.

Im Rehazentrum nahm ich an einer Gesprächsgruppe teil. Eine dabei immer wiederkehrende Frage war: Wer bist du, und wo stehst du?

Ich war nichts und niemand. Ich hatte meine Identität immer an dem gespiegelt, was ich tat. Jetzt war ich fast nichts wert, weil es keinen Arbeitgeber gab, der auf mich wartete. Ich war zwar auch Stiefmutter, Ehefrau, Tochter, Schwester und Freundin. Auf rationaler Ebene wusste ich, dass das auch sehr viel – wenn nicht sogar mehr – bedeutete, aber auf emotionaler Ebene wusste ich es nicht. Ich war nichts wert, weil ich nicht arbeitete, weil ich mich nicht aus freien Stücken dafür entschieden hatte, weil mir die Gehirnblutung zugestoßen war und ich nichts hatte tun können, um das zu verhindern. So wie ich jetzt fast nichts tun konnte, damit der Genesungsprozess schneller verlief. Es war, als hätte man mir alles weggenommen und mich mit leeren Händen zurückgelassen. In dunklen Augenblicken frage ich mich, ob es überhaupt sinnvoll ist, wieder zu arbeiten oder etwas Neues zu lernen. Dann weiß ich, dass ich nie wieder die Journalistin sein werde, die ich einmal war, und nie wieder die Frau, die ich einmal war. Mit diesem Verlust muss ich leben lernen. Und das ist vielleicht schwieriger, als zu kämpfen.

Stiefmutter

Als Julie zur Welt kam, war ich bereits die Stiefmutter von Bobby und Lynn. Sie sind zwei junge, schöne, starke Frauen. Inzwischen sind sie achtzehn und fünfzehn Jahre alt; die eine reist um die Welt, die andere besucht die vierte Klasse der Sekundarschule. Jede beschäftigt sich auf ihre eigene Art mit der Welt um sie herum, und es ist schön und oft auch anrührend, das zu beobachten.

Als Peter in mein Leben trat, waren die beiden mit dabei. Sie waren damals neun und sieben Jahre alt. Ich mag das Wort »Stiefmutter« gar nicht, weil ich dabei immer an ein falsches Biest denken muss, das freundlich tut, solange der Ehemann hinschaut, und die Kinder als hässlich, schlecht und verdorben beschimpft, sobald er nicht in der Nähe ist.

Bobby und Lynn fanden den Begriff »Stiefmutter« vor allem beängstigend: Sie mussten dabei an schreckliche Märchen mit unheimlichen Figuren denken. Anderen gegenüber bezeichneten sie mich darum als ihre »Halbmutter«, und zu mir sagten sie manchmal auch »alte Freundin«, um zu zeigen, dass ich ihre Freundin, aber zugleich auch älter und damit die Erwachsene in unserem Verhältnis zueinander war.

Ich war erstaunt darüber, wie viel Energie sie besaßen, und Zärtlichkeit erfüllte mich, wenn sie abends erschöpft einschliefen. Ich hatte bei mir zu Hause ein Zimmer für sie eingerichtet. Es war mein kleines Arbeitszimmer gewesen, und ich hatte es leer geräumt, indem ich ganze Müllsäcke voller alter Bücher, Zeitungsartikel und Zeitschriften zu den Containern in der Nachbarschaft gebracht hatte. Wir erledigten das zu dritt. Über dem neuen Etagenbett brachte ich eine Lampe an. Bobby malte etwas an die Wand, und Lynn versuchte, ein Poster von einer Elefantenkuh und ihrem Baby aufzuhängen. Ich schaute ihnen dabei zu und spürte eine sehr starke Verbundenheit: die beiden Mädchen und ich, zusammen.

Bobby schaute auf; sie schien dasselbe wahrzunehmen. »Jetzt gehen wir hier nie wieder weg«, verkündete sie entschlossen. Ihre jüngere Schwester fügte mit einem Grinsen hinzu: »Nur, wenn du mitkommst.«

Natürlich war es nicht immer einfach. Die beiden vermissten ihre Mutter, wenn sie bei uns waren, sie vermissten ihr eigenes Zuhause, eine komplette Familie. Und auch ich musste mich an einiges gewöhnen. Wenn wir zum Beispiel alle zusammen in die Ferien fuhren, musste ich mich anpassen. Kein endloses Lesen in allen möglichen Büchern, kein langes Ausschlafen mehr, kein Rumhängen in Cafés, sondern Spielen, Schwimmen, Eisessen und früh Aufstehen.

Es kam auch durchaus vor, dass wir an den Wochenenden, an denen sie bei uns waren, nicht weggingen, sondern uns ganz einfach daheim einen Film ansahen oder etwas spielten. Aber das war die Sache wert; ich hatte die beiden schon bald sehr lieb gewonnen. Sie waren fröhlich, witzig, wissbegierig und anhänglich.

Als ich nach einigen Jahren schwanger wurde und wir ihnen davon erzählten, freuten sie sich einfach nur. Ich erinnere mich noch, dass mein damals einjähriger Neffe das bewusste Wochenende bei uns verbrachte. Wir frühstückten, der Kleine saß in seinem Hochstuhl. Als die Mädchen die Neuigkeit hörten, sprangen sie vor Freude im Kreis herum. Bobby hob meinen Neffen hoch und tanzte mit ihm durchs Zimmer.

Von Lynn besitze ich eine Zeichnung, die entstand, nachdem sie gehört hatte, dass ein Baby unterwegs war. Sie war damals zehn Jahre alt. Auf der Zeichnung liegen Peter und ich im Bett. Die Uhr zeigt drei. »In der Nacht« steht daneben. Das Baby weint. Ich frage Peter, ob er hingeht, aber der sagt, dass ich an der Reihe bin; so steht es in Sprechblasen über unseren Köpfen. Wir schauen missgelaunt drein. Daneben sind zwei Waagschalen gezeichnet. Eine zeigt sechzig Kilo an, die andere siebzig. Darunter steht: »Schade.« Aber auch: »Supertoll. Kratulation.«

Ich habe die Zeichnung rahmen lassen und aufgehängt. So gern wollte ich etwas von dem festhalten, was war und was vielleicht einmal zum Teil zurückkommt. Und so gern wollte ich Lynn spüren lassen, dass sie und Bobby dazugehören und geliebt werden.

Die ersten Wochen nach der Hirnblutung waren für sie gar nicht oder nur schwer zu erfassen. Ich war im Krankenhaus und später im Rehazentrum schwer zu verstehen und schwer zu begreifen. Davon abgesehen, dass ich ein Krüppel war, einen lahmen Arm und ein halbseitig gelähmtes Gesicht hatte, war ich selbst nur halb bei der Sache.

Ich lebte durchaus neben ihnen her, ich wollte wissen, wie es ihnen ging, aber das äußerte ich nicht. Ich sagte nichts. Ich wusste nicht, wie ich das machen sollte. Ich verhedderte mich in den Wörtern. Als sie mich zum ersten Mal im Krankenhaus besuchten, konnte ich nach langem Nachdenken nur »Hallo« zu ihnen sagen. Ich weiß noch, dass ich damals stolz war, weil ich das Wort endlich gefunden hatte, aber im Rückblick kann ich mir vorstellen, dass es für zwei Mädchen von dreizehn und zehn Jahren sehr seltsam gewesen sein muss, mich so zu sehen. Ich vermute, dass es sie geängstigt hat und dass sie später auch wütend wurden. Wütend, weil es passiert war, und wütend auf mich, weil ich mich nicht normal benehmen konnte, weil es noch nicht vorbei war und weil es durch meine Erkrankung vor allem um mich ging. Einfach, weil die Erkrankung existierte und alles anders war als zuvor.

Rennen im Park? Unmöglich. Ich konnte gehen, langsam und höchstens eine Viertelstunde. Am Abend eine Runde Rummikub? Zu viel und zu spät für mich. Ein Film zu dritt? Nein, ich musste schlafen, um mich später wieder einigermaßen ausgeruht um Julie kümmern zu können. Sie kurz zu einer Freundin bringen? Nein, mein Führerschein war doch eingezogen worden. Und einfach viel reden, lachen und rufen? Nein, das war zu viel. Ich konnte den Lärm nicht ertragen, ich konnte ihnen nicht folgen, ich wollte einfach nur, dass sie aufhörten und dass wieder Ruhe einkehrte. Ihre Lebendigkeit, die ich so sehr geliebt hatte, war zu viel für mich geworden.

Es gibt ein Faltblatt, mit dem man zu erklären versucht, worunter Menschen mit einer Hirnschädigung leiden. Eine Gruppe Menschen geht gemütlich, ruhig, entspannt. Eine Frau mit einer Hirnschädigung muss joggen, um den Anschluss nicht zu verlieren. Sie ist außer Atem. Und ein Mann, ebenfalls hirngeschädigt, steckt sich die Finger in die Ohren, als eine Gruppe Menschen spricht. Er findet, dass sie schreien, obwohl sie in Wirklichkeit ruhig beieinanderstehen und sich unterhalten. Für ihn ist das Lachen Geschrei und das Reden auch.

Mit einem Erwachsenen, im Zwiegespräch, in einer guten Phase, konnte ich eine halbe Stunde lang eine Unterhaltung führen. Dabei musste es um Dinge gehen, über die ich etwas wusste, und es durften nicht zu viele verschiedene Aspekte Teil der Geschichte sein. Ich habe zum Beispiel eine Freundin, die schnell spricht, viele verschiedene Themen anschneidet, die Hälfte ihrer Sätze nicht beendet und zwischendurch

Witze macht. Vor meiner Hirnblutung hielt ich sie für witzig, schnell und intelligent. Danach fand ich sie vor allem unglaublich anstrengend und schwer zu verstehen.

Mit den beiden Mädchen, die beweglich und lebendig sind, von einem Thema zum anderen springen, durcheinanderreden, kichern und streiten, konnte ich am Anfang keine fünf Minuten umgehen. Wenn ich zum Beispiel wissen wollte, wie es in der Schule gewesen war, erwartete ich ein »Schön« oder »Nicht schön«, keine ganze Geschichte, auf die ich mir keinen Reim machen konnte.

Ich weiß noch, dass Bobby einmal etwas aus der Schule erzählte. Viele der Jungen in ihrer Klasse waren sehr unruhig. Zu aktiv für eine Sekundarschule, fand sie. »Die benehmen sich wirklich, als wären sie noch in der Grundschule oder so. Die sind echt superdoof. Die verstehen echt nicht, dass sie jetzt einfach mal ein bisschen ruhiger werden müssen.«

Sie schaute mich an, erwartete eine Reaktion, zumindest ein Lächeln oder einen verständnisvollen Blick, aber da kam nichts. Ich war völlig vertieft in das, was sie gesagt hatte. Und ich verlor mich in Details. Ich blieb an dem Wort »Grundschule« hängen. Was machte so ein Junge damals, was er immer noch tat? Spielte er Fußball? Gab er vor seinen Freunden ordentlich an? Träumte er vor sich hin? Oder schrieb er während des Unterrichts Briefchen an einen Freund?

Etwas sagte mir, dass ich diese Fragen nicht stellen durfte. Ich wusste, dass es nicht normal war, dass ich mich so in die Geschichte über einen Jungen vertiefte, den ich nicht kannte, und keine Aufmerksamkeit für das übrig hatte, worum es wirklich ging. Ich wollte ja, und ich versuchte es auch, aber als ich etwas zu Bobby sagen wollte, wusste ich nicht mehr, was genau sie so geärgert hatte. Ich wusste, es hatte mit der Schule zu tun, und es ging um Kinder, die sich seltsam benahmen, aber den Rest hatte ich schon wieder vergessen. Sie wurde sehr ärgerlich und ungeduldig. Ich überlegte, stammelte schließlich etwas. Ich glaube, es muss etwas wie »Doof, ja« und »Echt blöd« gewesen sein. Aber das reichte nicht, und es hatte zu lange gedauert, bis ich reagiert hatte. Ich glaube, zwischen dem Ende ihrer Geschichte und meinen beiden mit Mühe ausgesprochenen, inhaltslosen Sätzen waren fünf Minuten vergangen. Sie sah mich an – erstaunt, verärgert, ungeduldig. Vielleicht wollte sie etwas sagen, vielleicht wollte sie auch einfach nur weg. Dann erklärte sie nach einem kurzen Seufzer: »Ich mache jetzt meine Hausaufgaben.« Weg war sie.

Und ich? Vor meiner Hirnblutung wäre ich ihr nachgegangen, hätte mit ihr gesprochen und ihr Fragen gestellt. Dann wäre alles ausgesprochen und geklärt gewesen. Aber jetzt, in meiner Verwirrung, ließ ich sie gehen. Ich wusste nicht, was ich sagen sollte, wie ich es sagen sollte. Ich musste schlafen. Ich schaute auf die Uhr, stellte fest, dass mir noch ein Stündchen blieb, bevor Julie wach würde, und ging nach oben, ins Bett. Ich schlief sofort ein. Und wachte auf, als Julie weinte. Sie brauchte meine Aufmerksamkeit. Das war unkompliziert, denn Julie stellte keine Fragen, war nicht verärgert, nicht traurig über das, was mit mir geschehen war, nicht erstaunt, weil ich nur so schwach reagierte. Julie weinte, weil sie Hunger hatte, weil ihre Windel voll oder weil es ihr zu kalt oder zu warm war. Einfache Dinge, eindeutige Fragen. Keine Enttäuschungen.

Diese Zeit war für Bobby und Lynn schwierig und verwirrend. Ich war – auch wenn wir es lieber anders nannten – eine Stiefmutter. Und die muss lieb und freundlich sein, darf keine unnötigen Schwierigkeiten machen und nicht zu viele Forderungen stellen. Sie muss in Bezug auf den Vater eine Position zweiten Ranges einnehmen. Denn er ist die Nummer eins und muss, ganz besonders, wenn zu der neuen Familie ein Kind hinzukommt, deutlich zeigen, dass seine älteren Kinder weiterhin erwünscht sind. Ein Vater oder eine Mutter darf Eigenarten oder negative Eigenschaften besitzen. Man hat schließlich nur ein Elternpaar. Und die Wahrscheinlichkeit, dass man Vater oder Mutter zumindest in einigen Punkten gleicht, ist groß.

Eine kranke Stiefmutter, auf die man Rücksicht nehmen muss, will man nicht haben, man kann sich nur schwer daran gewöhnen und findet es unbequem. Außerdem ist es beängstigend, eine Stiefmutter zu haben, die manchmal wie ein Kind reagiert, träge ihre Fragen stellt und oft nicht mehr weiß, was sie eigentlich sagen wollte.

Erst als ich das Medikament Concerta bekam, wurde das etwas besser. Ich fühlte mich fitter, konnte mich länger auf Unterhaltungen konzentrieren. Es gab Momente, in denen es gut klappte und ich mit ihnen schwatzen oder ein Spiel spielen konnte. Aber ich war immer noch langsamer und weniger geistesgegenwärtig als früher. Vor meinem Schlaganfall hatte es mich keine Mühe gekostet, einen Abend in die beiden zu investieren. Nach meinem Schlaganfall erforderte das selbst mit Concerta Konzentration und Durchhaltevermögen.

Lynn fand das am schwierigsten. Sie begleitete mich jeden Mittwoch ins Rehazentrum, sah mich in einem Rollstuhl zwischen den anderen »Krüppeln und Lahmen«. Ich war nicht in der Lage, richtig zu sprechen, geschweige denn, Witze zu machen, die die Situation ein wenig entspannt hätten. Das Zentrum ist für sie noch immer ein verfluchter Ort.

Die Phase danach war für sie noch verwirrender. Ich war zu Hause, und das Baby war da. Beides ein Grund zur Freude. Aber da war keine Freude. Da war nur ein Haus, in dem man still sein musste, wenn das Baby und ich schliefen, und wo ich, wenn ich wach war, nicht sagen konnte, was ich früher gesagt hatte, oder nur in einem viel langsameren Tempo. Sie bemerkte die Verzweiflung in den Augen ihres Vaters, sah, dass ich nicht mehr so war wie früher. Dabei hatte Lynn die Frau von früher sehr gemocht; diese Frau hatte sich um sie gekümmert. Und obwohl diese Person Stück für Stück zurückkam – für zwei Teenagermädchen ging es oft zu langsam.

Freundschaft

Meine engen Freunde blieben auch gute Freunde. Sie waren für mich da. Sie erwiesen sich als Menschen, auf die ich mich verlassen kann. Außerdem sind neue Freunde dazugekommen. Menschen, die mich so nehmen, wie ich bin, weil sie mich so kennen, wie ich jetzt bin.

Aber es gab auch die weniger engen Freunde. Zum Beispiel die Freundin, mit der ich Sport machte, die Freundin von der Arbeit, die Freundin von der Uni, die Freundin aus der Nachbarschaft. Für sie war es oft zu überwältigend, was mit mir passiert war. Einige von ihnen versuchten es zu begreifen, konnten das aber nicht. Es war zu kompliziert, ich sagte zu wenig, oder ich hatte keinen richtigen Platz mehr in ihrem hektischen Leben. Ich kostete zu viel Zeit.

Da gab es zum Beispiel die Freundin, mit der ich einmal in eine andere Stadt fuhr, um dort mit einer Gruppe aus der Studienzeit essen zu gehen. Sie nahm mich auf dem Hinweg mit. Und ich sollte auch mit ihr zurückfahren. Das dachte ich zumindest. Allerdings hatte sie inzwischen beschlossen, vor Ort zu übernachten. Und ich konnte die Nacht nicht bei meinen Freunden verbringen. Es wäre zu viel für mich gewesen.

Ich erinnere mich daran, wie ich auf dem Bahnhof stand. Es dauerte eine ganze Weile – vier Züge? –, bis ich das richtige Gleis gefunden hatte. Als ich dann im Zug saß, war der Schaffner erstaunt, dass ich keine Fahrkarte gekauft und auch meine

Chipkarte für den öffentlichen Nahverkehr nicht verwendet hatte. Ich weiß noch, dass ich ihn hilflos anschaute. Ich fühlte mich klein, hilflos und sehr, sehr dumm. Der Schaffner musterte mich besorgt. Ich kann nicht sagen, wie ich ausgesehen habe, aber ich vermute, dass »ziemlich verwirrt« eine sehr treffende Beschreibung wäre. »Also gut, Sie können ausnahmsweise weiterfahren«, meinte er. Er fragte mich, wohin ich wollte. Offensichtlich reichte ihm mein »nach Hause«. Vom Bahnhof aus nahm ich ein Taxi. Nur so konnte ich sicher sein, gut anzukommen.

Daheim fragte ich mich verzweifelt, was hier schiefgelaufen war. Warum hatte ich nichts gesagt? Warum hatte ich keine Fragen gestellt? Ich wurde wütend. Wütend auf meine Freundin, die mich im Stich gelassen hatte. Wütend, weil sie das einfach so tat, wütend auf die Situation. Warum war ich von Menschen abhängig geworden, von denen ich nicht abhängig sein wollte? Und was konnte ich dagegen tun? Ich befürchtete, wenn ich an solchen Treffen nicht mehr teilnahm, würde ich zu einer Patientin verkommen, die nur noch voller Selbstmitleid zu Hause sitzt. Aber wenn ich ging, musste ich auch in der Lage sein, gegebenenfalls mit dem Zug heimzukommen – und das konnte ich nicht.

Mit meiner Freundin sprach ich nicht darüber. Ich hatte es schon bei früheren Gelegenheiten festgestellt: Sie verstand mich nicht und konnte oder wollte auch nichts tun, um daran etwas zu ändern. Ich suchte nach Worten, ich formulierte ungeschickt oder ich sprach nur die Hälfte von dem aus, was ich sagen wollte. Außerdem hatte ich Angst davor, etwas zu sagen. Angst davor, zuzugeben, dass ich sie brauchte, und davor, ihr zu erklären, dass ich nicht mehr dieselbe war wie früher.

Bevor ich die Hirnblutung erlitt, war ich flexibel. Was mich betraf und auch was andere betraf. Es fiel mir schwer, pünktlich irgendwo einzutreffen und pünktlich wieder wegzugehen. Ich hatte Probleme mit Strukturen, Probleme damit, Dinge im Voraus zu planen. Jetzt hatte ich Probleme mit Dingen, die nicht geplant waren, mit Vereinbarungen, die sich scheinbar einfach anpassen ließen. Ich konnte nicht mehr flexibel sein. Ich war starr geworden.

Da gab es noch eine andere Freundin. Sie führte ein hektisches Leben mit vier Kindern, einem Job und vielen sozialen Kontakten. Wenn sie mich besuchen kam, hatte sie höchstens eine halbe Stunde Zeit. Aber ich brauchte Zeit und Aufmerksamkeit. Nur mal eben schnell fragen, was so bei mir los war, ging nicht mehr. Ich konnte keine Fragen beantworten, wenn ich zum Beispiel gerade Kaffee aufsetzte oder Kekse herausholte. Ich konnte erst reagieren, wenn wir ruhig am Tisch saßen.

Und wenn ich von ihr wissen wollte, wie es ihr ging, bekam ich nicht mehr als eine vage Antwort. Die lautete immer: »Alles wunderbar.« Erst viel später erklärte sie mir, dass es ihr nur im Vergleich mit mir gut ging und dass ihre eigenen Beschwerden »nur Triviales« betrafen. Aber wie gern hätte ich sie gehört, so unbedeutend oder klein sie auch waren. Dann hätte ich etwas mehr an ihrem Leben teilhaben können.

Ich war eine andere geworden. Ich konnte nicht mehr schnell irgendwo mitmachen, hatte meine Flexibilität verloren und geriet in Verwirrung, wenn zu viel gleichzeitig passierte. Bei vielen Bekannten fühlte ich mich wie ein Störsender in ihrem hektischen Leben, das sie eben führten wie alle um die dreißig.

Wir vorher

Mein Chefredakteur fuhr zu einem Zeitungskongress nach Lissabon. Ich flog am selben Tag für einen Kurzurlaub nach Barcelona. Das dachten zumindest die Kollegen. Ich war auch auf dem Weg nach Lissabon, zu ihm. So begann eine geheime Affäre mit meinem Chef.

Er war all das, was ich nicht war. Es machte ihm nichts aus, im Vordergrund zu stehen, er war ein bisschen herrisch – manche nannten ihn arrogant. Er konnte ohne Probleme die Aufmerksamkeit einer großen Zuhörerschaft auf sich ziehen, war sehr präsent, erlebte alles hundertprozentig. Er war ein Mann der großen Gesten, ein Lebensgenießer, er war weit gereist und hatte Sinn fürs Abenteuer. Ein geschiedener Mann mit zwei Kindern. In mein Leben brach er ein wie eine Invasion.

Ein Verhältnis mit meinem Chef, einem Chef, der fünfzehn Jahre älter war als ich. Ich wusste, dass die Leute darüber redeten und das Ganze schmutzig fanden; sie meinten, er stecke in einer Midlifecrisis und habe sich mit mir einfach ein »junges Ding« ins Bett geholt, zur Abwechslung. Man flüsterte über mich; es hieß, ich sei machtgierig und fände es spannend, die Geliebte des Chefs zu sein. Oder ich versuchte ganz einfach, mich hochzuschlafen. So hätte ich die Sache wohl auch eingeschätzt, wenn es eine andere Frau betroffen hätte.

Wir führten ständig Gespräche, machten über alles Witze,

erzählten einander Geschichten von früher, über unsere Zukunftspläne oder über die Gegenwart; wir spielten mit seinen beiden Töchtern Familie, und wir teilten die Liebe zum Journalismus.

Wir unternahmen Reisen nach Istanbul, nach Paris, gingen in einer anderen Stadt heimlich ins Kino oder ins Konzert. Am Sonntagmorgen lasen wir zu Hause im Bett lange in den Zeitungen, er und ich. Oder wir fuhren für einen Kurzurlaub in einen Vergnügungspark, mit seinen beiden Töchtern, die damals neun und sieben Jahre alt waren. Gingen zusammen schwimmen und auf den Spielplatz, fuhren Fahrrad und machten dann im Bungalow ein Brettspiel.

Mich plagten Zweifel. Oft. Er war schon Vater, hatte als Single gelebt, hatte überhaupt viel erlebt, und es schien, als hätte er schon alles getan, was ich noch erleben würde. Und ich sah mich selbst als junge Witwe mit kleinen Kindern an einem Sarg stehen. Denn er würde – sofern ich nicht jung bei einem Autounfall oder an einer unheimlichen Krankheit starb – früher sterben als ich. Etwa zwanzig Jahre würde ich ohne ihn verbringen müssen, und meine potenziellen Kinder hätten keinen Vater mehr. Und während die Kinder heranwuchsen, wäre er ab einem bestimmten Zeitpunkt ein alter Mann. Er würde mit seinen Enkeln nicht mehr Fußball spielen oder tanzen können. Wenn er unsere Enkelkinder noch kennenlernte, würde er steinalt und müde in einem Sessel sitzen und ihnen im Idealfall ein Buch vorlesen.

Genug Gründe also, die Sache zu beenden. Doch es gab auch die andere Seite. Ich hatte Beziehungen geführt, hatte es immer wieder versucht. Aber es wollte nicht klappen. Der eine hing mehr an der Beziehung als der andere, oder der eine verstand den anderen nicht. Meine längste Beziehung hatte zwei Jahre gehalten. Ich fing an, mir ernsthaft die Frage zu stellen, ob ich jemals eine gemeinsame Zukunft mit jemandem haben oder eben doch als »happy single« durchs Leben gehen würde.

Und dann kam Peter. Peter, mit dem es nie langweilig war. Bei dem ich mich entspannen konnte. Der mich schön, lieb und witzig fand, mir zuhören und mit mir – so sagte er – den Rest seines Lebens teilen wollte.

Der richtige Mann im falschen Moment. Uns verbanden Neugier, Gleichgesinntheit und eine unstillbare Lebenslust. Ich wollte bei ihm sein, mit ihm zusammen sein, wollte ohne ihn nicht weitermachen. Und er nicht ohne mich.

Wir würden, so beschlossen wir, von allein herausfinden, was die Zukunft uns brachte. Peter machte sogar einen Witz darüber: »Sehr praktisch für mich, dass du mich im Rollstuhl durch die Gegend schieben kannst, wenn ich dann alt und gebrechlich bin.«

In Lissabon schaute ich mir tagsüber die Stadt an, abends und nachts unterhielten wir uns über die großen und kleinen Dinge des Lebens, während ich mit einer Zigarette am Fenster saß. Wir sprachen über meine Zweifel, meine Wünsche, meine Ängste. Über seine verlorenen Illusionen, seine Träume und seinen Wunsch, es mit mir anders, besser zu machen. Ich weiß noch, dass ich an einem dieser Abende irgendwann schweigsam wurde und nichts mehr sagte. Ich hatte Tränen in den Augen, als ich ihm gestand, dass ich verliebt war. Sehr, sehr verliebt.

Wir danach

Und dann war es Peter, der mich im Rollstuhl durch die Gegend schob. In dem Den Haager Viertel, in dem er aufgewachsen war. In einer Gegend mit trostlosen Hochhäusern und düster wirkenden Sportplätzen, in der Gegend, wo sich das Rehazentrum befand. Aber wir machten keine Witze darüber. Wir machten gar keine Witze, führten keine Gespräche, verstanden einander nicht.

Der Mensch, in den er sich verliebt hatte, schien verschwunden. Ich sagte nichts mehr; ich war unerreichbar. Das Leben, das wir gekannt haben, war vorbei. Der Mensch, den er zu lieben gelernt hatte, war verschwunden, und man konnte nicht wissen, wer an seine Stelle getreten war.

Zwischen uns hatte immer ein intensiver Austausch stattgefunden, immer und überall. Jetzt war es still, als wäre etwas gestorben. Ich tat nichts. Mein Interesse an der Außenwelt schien nicht mehr zu existieren. Aus seiner selbstständigen Frau war ein abhängiger Mensch geworden. Jemand, der höchstens noch ein bisschen am Leben teilnahm. Aber nicht jemand, der von selbst etwas unternahm, eine eigene Meinung hatte, eine eigenständige Person war.

Ich hatte das Gefühl, eine große Leistung zu vollbringen. Was ich tat, tat ich so gut wie möglich. Einfache Verrichtungen verlangten mir alles ab. Zum Beispiel Julies Fläschchen. Welche Temperatur musste es haben? Wie lange sollte die Mikrowelle laufen? Wie viel Pulver gehörte hinein? Für solche Dinge brauchte ich derart viel Konzentration, dass es keinen Platz für Witze oder gute Gespräche gab. Ganz zu schweigen davon, sich intensiver mit den Fragen des Lebens zu befassen. Oder mir die Frage zu stellen: Wer bin ich denn noch?

Sehr lange habe ich Schuldgefühle empfunden, weil mir und dadurch auch ihm, seinen älteren Kindern und Julie etwas zugestoßen war. Keiner von uns beiden wusste, was die Zukunft bringen, ob eine Besserung eintreten und wie diese genau aussehen würde.

Peter hat mich mit seiner Hingabe überrascht. Er sorgte für Julie und mich. Er war lieb und geduldig, und er blieb bei uns.

Aber über einen langen Zeitraum glich unsere Beziehung häufig dem Verhältnis zwischen einer Patientin und einem Pfleger. In solchen Momenten war ich nicht mehr seine Frau. Niemand, der selbst Entscheidungen trifft. Peter war – so fühlte es sich manchmal an – der Boss. Seine dominante Persönlichkeit überschattete mich dann förmlich. So wie bei einer Gelegenheit, als wir mit seinen älteren Töchtern und Julie an den Strand fuhren. Ich weiß noch, dass ich mich benahm, als wäre ich eine von ihnen. Peter bestimmte, wann wir aufbrachen, wer welche Tasche tragen musste, wohin es als Nächstes ging. Er fuhr das Auto, suchte die Musik aus, führte die Unterhaltung. Ich tat, was Peter sagte. Ich setzte mich auf den Beifahrersitz, sagte kein Wort, und als wir ankamen, stand ich neben dem Wagen und wartete, bis man mir eine Tasche in die Hand drückte.

Oder als wir Leute zu uns zum Essen einluden. Ich sollte den Tisch decken. Bei jedem Teller, jedem Glas und jeder Serviette wollte ich seine Meinung hören. Brauchten wir Unterteller oder nicht? Sollte ich Serviettenringe benutzen oder die Servietten einfach so auf die Teller legen? Und brauchten wir pro Teller zwei oder drei Weingläser?

Ich fragte das, weil ich keine Fehler riskieren wollte. Aber Peter machte es ärgerlich. Außerdem nahm er mich aufgrund dieses Verhaltens nicht mehr als Erwachsene wahr. Denn wenn ich bei diesen Dingen Hilfe benötigte, konnte ich ja wohl keine selbstständige Frau sein!

Ich war eine Patientin. Ohne eigene Meinung. Sehr verunsichert, was mich selbst betraf. Und nicht mehr die Frau, die ich einmal gewesen war.

Dass ich nicht arbeitete, spielte dabei eine wichtige Rolle. Als wir ein Paar wurden, hatten wir beide eine Stelle. Für mich machte die Arbeit einen großen Teil meiner Identität aus. Ich maß mich selbst daran, was ich geschrieben und wen ich interviewt hatte. Das Lesen von Zeitungen und Zeitschriften gehörte dazu. Ich unterhielt mich sehr viel mit Peter über diese Dinge. Jede Geschichte löste bei mir einen Denkprozess aus, der das nächste Projekt bestimmte. Und das sorgte für einen Strom von Gedanken, Hirngespinsten und Wörtern.

Und jetzt war es ganz still. Ich sah, wie Peter morgens mit zwei Zeitungen anfing. Wie er interessiert darin las. Manchmal riss er einen Artikel aus oder machte eine Anmerkung. Ich wusste noch, dass ich das früher auch so gemacht hatte. Aber ich konnte es nicht mehr. Der Strom war versiegt. Hin und wieder fragte ich ihn: »Liest du da was Schönes?« Dann erklärte er mir, was in dem Artikel stand. In wenigen Worten. Er wusste, ich konnte nicht zuhören, wenn er zu viele oder zu komplizierte Sätze verwendete. Und er wusste auch, dass es seltsam war, dass ich ihn fragte, ob er da etwas Schönes las. »Schön« war nie das Kriterium gewesen. Interessant, fesselnd, faszinierend, das hatte gezählt. Nicht »schön«. Jetzt, wo es mir besser geht und ich das Wort »interessant« wieder verwende, suchen wir oft nach der Augenhöhe. Denn die hatten wir verloren, obwohl sie doch einer der Gründe war, dass wir so gern zusammen waren. Wir waren gleich. Wir machten alles zusammen. Und darin fand ich ihn und er mich.

Nach meiner Hirnblutung war Peter allein. Er hätte mir nur zu gern davon erzählt, was bei ihm auf der Arbeit passiert war, was er im Fernsehen gesehen oder in der Zeitung gelesen hatte, aber es war nicht mehr so wie früher. Er erzählte, ich hörte zu, und das war es auch schon. Er bekam keine Reaktion, außer einem fast höflichen »Hm, ja« oder »So was«. Aber ich stellte ihm keine Fragen.

Ich war nicht mehr in der Lage, mehrere Dinge gleichzeitig zu tun. Und ich konnte mich nur unterhalten, wenn wir beide still dasaßen, wenn ich mich auf die Unterhaltung konzentrieren konnte und es keine Hintergrundgeräusche gab. Dafür hatten wir nicht immer Zeit, und auch nicht immer Lust dazu.

Jetzt sind wir wieder gleich. Oft zumindest. Manchmal geht es schief. Dann fällt jeder in seine alten Verhaltensweisen zurück. Ich muss den Tisch decken und frage zu viel, oder ich setze mich auf den Beifahrersitz, sage aber nicht, dass ich eigentlich fahren will. Oder Peter übernimmt zu sehr die Rolle eines Pflegers. Dann soll ich schlafen gehen, weil ich müde aussehe. In solchen Momenten ist es wieder, als wäre ich ein Kind, das die Eltern ins Bett schicken. Neulich sagte er, es wäre Zeit für mich. Ich gehorchte. Aber nach der Hälfte der Treppe drehte ich um. Und sagte: »Lass dieses Getue endlich sein, okay? Ich bin noch nicht müde. Ich bleibe noch auf.« Peter schaute mich verwundert an. Dann musste er lachen. Bei ihm war der Groschen gefallen.

Peter hat mir gesagt, ich hätte ihn damit überrascht, wie intensiv ich auf meine Genesung hinarbeitete. »Du wolltest um jeden Preis alles tun, was dir irgendwie helfen konnte. Ich selbst hätte mich längst depressiv in eine Ecke zurückgezogen und wäre nie wieder daraus hervorgekommen.« Er sagt, es sei von entscheidender Bedeutung gewesen, dass sich mein Charakter nicht wesentlich verändert hatte. »Wenn du als anderer Mensch aus dieser Krankheit hervorgegangen wärst, als jemand, in den ich mich nie verliebt hätte, kann ich nicht sagen, ob ich bei dir geblieben wäre.«

Der Film

Wie schlimm war es eigentlich? Wie habe ich gesprochen? Wie ausgesehen? Kann ich mit dem Blick von heute auf die Zeit von damals zurückschauen? »Du musst dir *Schmetterling und Taucherglocke* ansehen«, wurde mir mehr als einmal geraten. Einen Film aus dem Jahr 2007 über den französischen Journalisten Jean-Dominique Bauby, den Chefredakteur der *Elle*, der einen schweren Schlaganfall erleidet und danach, in sich selbst eingeschlossen, nichts anderes mehr tun kann, als mit einem Auge die Welt zu betrachten. Mit übermenschlicher Kraft und mit der Hilfe seiner Logopädin und einer Redakteurin des Verlags schreibt er schließlich ein Buch darüber, indem er die Buchstaben des Alphabets blinzelt. Als sein Buch fertig ist, stirbt er.

Ich konnte nicht verstehen, warum ich mir den Film so dringend ansehen sollte. War das als Anstoß gemeint? Schau nur, wie viel Glück du gehabt hast? Es kann immer schlimmer kommen? Besten Dank, das weiß ich – dafür habe ich im Rehabilitationszentrum genug lebende Beweise gesehen. Es gibt verschiedene Abstufungen des Schlimmen, und Jean-Dominique, die Hauptperson des Films, hatte es besonders hart getroffen. Aber für mich ist das unwichtig. Ich habe mein eigenes Schlimmes. Der Abstand zwischen den Gitterstäben mag unterschiedlich groß sein, aber jedes Opfer einer Hirnblutung landet in seinem eigenen Käfig.

Trotzdem spüre ich, dass ich die Neugier auf diesen Film nicht abschütteln kann. Es geht nicht so sehr darum, dass ich wissen möchte, wie es ist, wenn man mit einem Locked-in-Syndrom leben muss. Was mich fasziniert, ist der unzerstörbare Wille, es aufzuschreiben. Das ist der Journalist in ihm, und in mir: Etwas existiert erst, wenn ich es aufgeschrieben habe.

Ich habe mir den Film angesehen. Darin sieht man den großen Unterschied zwischen dem Mann, der Bauby war – in den Vierzigern, mitten im Leben, schnell, schwer arbeitend, mit vielen Affären, jemand, der das Leben genießt –, und dem Mann, zu dem er wurde – ans Bett oder an den Rollstuhl gefesselt. Man sieht, wie sich sein Selbstmitleid in einen unbändigen Willen zur Kommunikation verwandelt, wobei er die Kraft seines Gedächtnisses und seine Vorstellungskraft einsetzt.

Ich erkenne den Willen zur Kommunikation wieder, den Willen zuzuhören, den Willen zu sprechen. Ich erkenne das Bedürfnis wieder, mein Gedächtnis einzusetzen, um Dinge von Neuem zu erleben. Im Film zeigt eine Rückblende, wie er Ski fährt, mit hoher Geschwindigkeit auf steilen Pisten nach unten rast. Ich erinnerte mich an das Schwimmen im Meer. Je mehr Wellen, desto besser. Man sieht, wie er mit offenem Verdeck schnell Auto fährt. Ich muss daran denken, wie ich aus einem Flugzeug gesprungen und mit einem Fallschirm in der namibischen Wüste gelandet bin. Je aufregender, desto besser. Nach seinem Schlaganfall, während des »Schreibens« an seinem Buch, dachte er an seine Arbeit; man sieht im Film, wie er Fotografen und Models um sich hat. Ich denke auch an meine Arbeit, an die Geschwindigkeit und Sicherheit, mit der ich Leute interviewte.

Als die Ärzte zum ersten Mal Jean-Dominiques Zimmer betreten und mit ihm sprechen, spürt man, wie er unruhig wird. Nichts sagen können, keinen Kontakt zu anderen aufnehmen können. Im Film ist sein Gesicht gelähmt. Wie quälend das ist, wird ganz ausgezeichnet dargestellt. Die linke Seite seines Mundes hängt nach unten. Sein linkes Auge wirkt groß und weit aufgerissen. Das rechte hat man zugenäht.

Als der Film zu Ende ist, verspüre ich einen starken Wunsch: Ich möchte mich selbst noch einmal sehen. Ich möchte unbedingt wissen, wie ich direkt nach dem, was geschehen war, aussah, in welchem Zustand mein Gesicht war, was ich sagte und wie das klang. Könnte ich nur das Bild der Simonne von damals neben das der Simonne von heute legen und überprüfen, ob das dieselbe Frau ist. Wenn ich nur einen Film von mir selbst hätte!

Als ich im Bett liege, grüble ich weiter darüber nach. Plötzlich, aus dem Nichts, überfällt es mich wie ein Blitz: So einen Film gibt es! Ich sehe plötzlich alles ganz lebendig vor mir, als würde ich wieder in meinem Krankenhausbett liegen. Zwei Wochen nachdem ich bewusstlos ins Krankenhaus gebracht wurde, hat mich ein Arzt im Praktikum interviewt. Ich wusste, dass ich das Projekt für seine Abschlussarbeit war, aber dass er mir vor laufender Kamera Fragen gestellt hat, das hatte ich vergessen.

Vor lauter Aufregung rüttele ich Peter wach. »Man hat mich gefilmt!« Ich schreie beinahe. »Im Krankenhaus. Weißt du noch? Man hat mich gefilmt.«

»Hä?«, antwortet er. Er muss tief geschlafen haben. Aber als ich ihm die Entdeckungen aus meinem Gedächtnis mitteile, erinnert er sich auch.

Zum ersten Mal seit Langem dauert es Stunden, bis ich einschlafe.

Am nächsten Tag mache ich mich auf die Suche nach dem Film. Rufe im Krankenhaus an. Werde an ein anderes weiterverwiesen, wo der Arzt, der damals sehr jung war, seit einiger Zeit als Neurologe arbeitet. Korrespondiere per E-Mail mit Sekretärinnen. Und erhalte schließlich die erlösende Nachricht: Den Film gibt es noch. Ich kann ihn im Krankenhaus abholen.

Mir zittern die Hände, als ich mit dem USB-Stick am Computer sitze. Ich bin zu Hause, allein, auf dem Speicher. Ich zweifle, ob ich mir den Film anschauen soll, ob ich es kann. Es fühlt sich an wie eine Konfrontation mit etwas, das ich lange Zeit verleugnet habe. Doch meine Neugier ist größer als mein Widerstand. Ich muss lachen: Die Neugier ist immer noch da. Ich stecke den Stick in den Computer.

Es ist dunkel. Der Film fängt an.

Weiße Buchstaben auf schwarzem Hintergrund. »Patientin (34), Thalamusblutung, 28.10.2008.« Der Text bleibt kurz auf dem Bildschirm. Dann sieht man mich. Ich schaue etwas befremdet und hoch konzentriert auf den Arzt neben mir. Auf dem Nachttisch stehen ein Glas Wasser, ein Trinkbecher mit Saft und ein Blumenstrauß. Daneben ein Rahmen mit einem Foto von meinen Schwestern und mir und ein kleines Bild von Julies letztem Ultraschall. Über mir hängen Karten mit Genesungswünschen.

Ganz offensichtlich habe ich geduscht, oder besser gesagt, man hat mich geduscht, denn ich habe frisch gewaschene Haare. Ich sitze mehr oder weniger aufrecht, die Kissen in meinem Rücken sind frisch aufgeschüttelt, Decke und Laken glatt gezogen. Vor dem Filmen muss eine Schwester bei mir gewesen sein.

Ich werde in Nahaufnahme gefilmt. Ein Pfleger hält die Kamera. Jetzt erinnere ich mich wieder. Der Arzt, der neben mir sitzt, stellt die Fragen. Die rechte Seite meines Mundes hängt nach unten, mein rechtes Auge ist um einiges größer als sonst. Es sieht aus wie ein Fischauge, alle Lachfalten und die ersten Krähenfüßchen sind auf der rechten Seite verschwunden. Meine Haut sieht aus wie straff gezogen. Ich biete einen seltsamen Anblick, wie eine Wachsfigur, die noch nicht fertig ist.

Ich bin freundlich zu dem Arzt, aber es ist ganz offensichtlich, dass ich nicht genau weiß, was er da macht und wieso. Es scheint, als würde ich seine Fragen nicht ganz begreifen, denn ich spreche langsam, und manchmal sage ich gar nichts. Die Antworten sind konfus. Manchmal aber auch nicht. Dann wirkt es kurz, ganz kurz, als wäre alles normal.

Der Arzt fragt mich, was ich noch von den ersten Stunden nach der Blutung weiß, als ich allein zu Hause war. Ich fange den Satz sinnvoll an, fast normal. Aber dann läuft etwas schief. Ich will sagen, dass da »etwas in meinem Kopf« nicht ganz in Ordnung war. Aber es gelingt mir nicht. Ich murmele etwas Unverständliches. Dann beende ich den Satz mit »Ja, ja, ja«. Der Arzt möchte wissen, ob ich noch sagen kann, wie ich mich gefühlt habe. Ich murmele etwas von Kopfschmerzen und dass ich sehr, sehr müde war. Dann sage ich wieder: »Ja, ja«, und dann: »Müde, genau.«

Außerdem fällt mir auf, dass ich erzähle, ich sei auf der Intensivstation, wo ich drei Tage gelegen habe, »drei oder vier Mal« wach gewesen; daran erinnere ich mich jetzt nicht mehr. Verblüffung. Meine Familie spricht auch manchmal von diesen Momenten. So hat mir meine älteste Schwester berichtet, dass ich mehrfach den Kopf geschüttelt habe, als die Ärzte an meinem Bett über die Drainage und über eine mögliche Betäubung sprachen. Ich muss an Saridontabletten gedacht haben, auf die ich hochallergisch reagiere; ich hatte Angst, die Ärzte würden dieses Mittel einsetzen. Erst als mich meine Schwester beschwichtigte und mir sagte, um diese Medizin gehe es nicht, beruhigte ich mich. Daraus schloss meine Schwester, dass ich nicht völlig weggetreten war und durchaus mit anderen kommunizieren konnte.

Auf manche Fragen des Arztes reagiere ich sehr verwundert, weil ich die Antwort nicht weiß. Meine Trägheit erstaunt mich, und auch, dass mir die Wörter auf halber Strecke verloren zu gehen scheinen, weil ich sie nicht oder nur halb ausspreche oder weil ich sie nicht mehr weiß. Ich erschrecke zum Beispiel über meine Reaktion auf die Frage, welches Datum wir haben. Ich gebe erst ganz normal Antwort, aber dann stellt sich heraus, dass ich »neunzehnhundert« statt »zweitausend« sagen will. Danach bin ich verblüfft und fange an zu stottern. Als ich schließlich »2008« sage, bin ich erleichtert, aber verzweifelt darüber, dass mich das so viel Mühe gekostet hat. Ich bin lange still. Dann sage ich voller Zweifel: »Wir haben einen Tag zwischen dem zwanzigsten und dem dreißigsten. Den fünfundzwanzigsten, nein, den sechsundzwanzigsten, nein, den siebenundzwanzigsten?«

Der Arzt lächelt und antwortet, das sei »fast richtig«. »Wir haben den achtundzwanzigsten.« Er sagt es freundlich, ermutigend.

Ich schaue ihn dankbar an, weiß aber, dass da noch etwas fehlt. Ich denke nach, lange, und sage dann: »September. Oder nein. Nein, September ist falsch. Sevemb… Nein, Sevesev… Nein. Dezem… Nein. Der zwischen September und dem anderen, November. Nein. West… ja, Westende.« Der Arzt kommt mir zu Hilfe: »Wir haben Oktober.« Ich nickte und schaue ihn erstaunt an, weil ich solche Unterstützung brauche.

Dieselbe Verzweiflung überkommt mich, als ich verschiedene Dinge benennen soll. Der Arzt zeigt auf seine Armbanduhr, und ich reagiere fast enthusiastisch mit dem Wort »Lexikon«. Ich schaue ihn einen Augenblick lang froh an. Dann wird mir klar, dass ich etwas falsch gemacht habe. »Nein, nein, nein. Nicht Lex… nicht Lexi…. Sondern, äh, Arm… Arm… Armbanduhr.« Ich sage es in fragendem Tonfall. Als der Arzt zustimmend nickt, reagiere ich mit Freude und Dankbarkeit. Als er mir eine Rolle Klebeband zeigt und wissen möchte, was das ist, sage ich, wieder voller Zweifel: »Gummibänder.« Das wiederhole ich noch zwei Mal. Als der Arzt sagt: »Es ist in Ordnung«, scheint es, als würde ich mich fragen, was er damit meint. Aber ich sage nichts.

Auch das Rechnen fällt mir schwer. Ich soll sieben von hundert abziehen und dann wieder sieben und dann noch mal sieben von dem Ergebnis. Am Anfang klappt das wieder gut. Ohne Zögern und deutlich sage ich »Dreiundneunzig«. Dann wird es schwieriger. Es dauert einen Augenblick, bevor ich »Sechsundachtzig« sagen kann. Drei Mal sage ich etwas anderes, gefolgt von: »Nein, nein, Moment.« Dasselbe passiert bei neunundsiebzig. Wieder gebe ich erst eine falsche Antwort. »Siebenundneunzig, nein, nein, neunundachtzig, äh, äh, nein, ich hab's gleich, neunundsiebzig.«

Der Arzt erkundigt sich, ob ich alles verstehe. Er nickt, als er sieht, was ich zu sagen versuche. »Sie begreifen alles, aber Sie können sich nicht gut ausdrücken«, fasst er zusammen. Ich nicke und sage dankbar: »Ja.« Und indem ich auf meinen Mund zeige, füge ich hinzu: »Ich weiß nicht.«

Die Kameraposition hat sich verändert. Ich sitze nicht mehr aufrecht, sondern liege lang ausgestreckt da. Ich bin erschöpft von diesem Gespräch, das keine fünf Minuten gedauert hat. Der Arzt bemerkt es und sagt, er werde mich gleich in Ruhe lassen. »Aber erst noch die Wörter, die ich Ihnen am Anfang unseres Gesprächs genannt hatte. Wissen Sie die noch?«

Ich erinnere mich nicht mehr daran. An kein einziges. Auch nicht, als mir der Arzt das erste Wort nennt. »Apfel«, spreche ich ihm nach. Ich weiß, dass da noch mehr Wörter sein müssen. Aber ich weiß nicht mehr, welche. Ich schaue ihn ratlos an. Dann endet der Film.

Es ist still im Zimmer. Ich starre auf den Bildschirm. Ich

weiß nicht, was ich davon halten soll. Mein Gott, wie weit bin ich gekommen! Ich kann klarer denken, ich begreife die Leute wieder, ich stolpere nicht mehr über Wörter wie »September« und sage nicht mehr »Gummibänder«, wenn es um Klebeband geht. Es ist, zumindest auf den ersten Blick, normal. Ich spreche manchmal und immer häufiger, als wäre nichts passiert, vergesse nicht mehr alles; ich mache wieder bei fast allem mit. Und trotzdem. Beim Betrachten des Films habe ich gemerkt, dass es Wörter gibt, die mir noch immer fehlen. Als der Arzt sagte, das Gerät, das er bei sich trug, sei ein »Piepser«, war es so, als hätte er das jetzt, so viele Jahre später, zum ersten Mal gesagt. Es ist, als hätte ich dieses Wort noch nie gehört. Und es gelingt mir noch immer nicht, vier Wörter zu behalten und sie ohne Fehler zu wiederholen. Damals konnte ich kein einziges wiederholen, nun kann ich das mit dreien. Ich finde das immer noch zu wenig. Genauso, wie ich finde, dass ich nicht schnell genug spreche, nicht genug gleichzeitig tun, nicht mehr rennen, tanzen oder laufen kann wie früher.

Aber wenn ich daran denke, was der Arzt meiner Krankenkasse gesagt hat, als ich ein Jahr nach der Hirnblutung bei ihm war, spüre ich, wie ich fröhlich werde. Und stark. Denn er hatte nicht die geringste Hoffnung, dass es jemals besser werden würde. Ich weiß noch, wie er reagierte, als ich ihm erzählte, dass ich einen oder zwei Sätze pro Monat schrieb. Er hatte mich schon aufgegeben. Und er sagte dementsprechend zu Peter – nicht zu mir –, dass ich mich wegen der Arbeit nicht zu sorgen brauchte. »Das ist alles geregelt«, erklärte er beruhigend und voller Mitleid. Das Rehazentrum erklärte mich für »austherapiert«. Es gab fast nichts mehr, was sich noch verändern würde, glaubten sie. Es war, meinten sie, wie es war.

Sie haben sich getäuscht.

Ich hatte ein Ziel: Julie. Sie machte es notwendig, dass es mir besser ging. Sie zeigte mir, dass sich das Leben nicht nur um mich und meine Defekte drehte, sondern auch um sie, die mich brauchte, die ohne Einschränkung leben wollte. Ohne dass sie es wusste, wurde ihre Lebenskraft auch meine. Der Wille mitzumachen, der Wille zu existieren, der Wille zu leben. Ich musste für sie da sein, so gut ich konnte.

Aber ich weiß, dass ich das nicht auf diese Weise hätte sagen können, wenn meine Arteriovenöse Malformation zum Beispiel zwei Zentimeter oder vielleicht sogar nur einen Millimeter weiter rechts oder links gesessen hätte. Dann hätte es nichts zu kämpfen gegeben, sosehr ich es auch probiert hätte.

Ein zweites Kind

Ich schaue auf das Mädchen in meinen Armen herunter. Marie. Sie schläft. Immer noch. Ich betrachte ihre Händchen, so klein und doch so stark. Ihr kleines Gesicht, ihren Mund, der ein wenig offen steht. Sie ist ein bisschen rot von der Anstrengung und vom Schock des Geborenwerdens. Ich schaue ihre geschlossenen Augen an und höre zu, wie sie Atem holt.

Schon während der Schwangerschaft mit Julie wusste ich, dass ich zwei Kinder wollte. Weil Peter nicht mehr ganz jung war, am liebsten dicht nacheinander. Als ich im Krankenhaus wieder zu mir kam und den Ernst der Lage noch nicht begriffen hatte, war eine meiner ersten Fragen, ob ich noch ein zweites Kind würde bekommen können. Genau genommen fragte ich: »Zweites?« Dazu bewegte ich die Hand, die auf meinem Bauch lag. Ich weiß noch, dass der Arzt erstaunt erwiderte, wir müssten erst einmal dafür sorgen, dass das erste so gut wie möglich zur Welt kam. Ich fand den Arzt kalt und unhöflich, denn mir war nicht bewusst, dass ich noch einen langen Weg vor mir hatte.

Aber der Wunsch nach einem zweiten Kind wurde nicht kleiner – im Gegenteil, er wurde immer größer. Ein zweites Kind für mich, für Peter, ein Geschwisterchen für Julie, würde die Situation normalisieren, würde aus mir einen Menschen machen statt einer Patientin. Egal, wie andere Leute darüber dachten, ich wollte es und wusste auch, dass ich es konnte.

Allerdings hatte Peter vor allem das Bedürfnis, das Geschehene zu vergessen. Er war sich nicht sicher, ob er überhaupt wollte, dass ich noch einmal schwanger wurde. Als sich herausstellte, dass der Fehler in meinem Kopf zwei Jahre nach der Bestrahlung behoben war, wollte er nicht zurückschauen, sondern in die Zukunft blicken. Eine Schwangerschaft würde ihm den Kummer wieder in Erinnerung rufen. Außerdem hatte er große Angst davor, ich könnte eine zweite Hirnblutung erleiden. »Das überlebst du nicht. Und dann sitze ich mit zwei kleinen Kindern allein da.«

Nach langen Gesprächen entschieden wir uns dafür, uns bei einem Gynäkologen und einem Neurologen zu erkundigen, bevor wir eine Entscheidung trafen. Auf Anraten der beiden hörte ich auf, das Medikament Concerta zu nehmen, aber ansonsten sprach nichts gegen eine normal verlaufende Schwangerschaft. Die Gefahr einer zweiten Hirnblutung bestand in meinem Fall nicht.

Die Meinung der Ärzte gab den Ausschlag. Es bestand kein Risiko. Ich erinnere mich noch, dass Peter das laut wiederholte. Er war erleichtert und freute sich. Damals wurde meine Überzeugung auch zu der seinen. Ein Kind wäre uns willkommen, von Herzen willkommen.

Marie dreht den Kopf. Sie gähnt. Ihr Leben beginnt am absoluten Nullpunkt. Sie weiß noch nichts über mich. Ich bin einfach ihre Mutter.

Die Tür öffnet sich. Ich sehe einen riesigen Ballon und dahinter den Kopf einer fröhlichen und aufgeregten Julie. Sie kommt herein und schaut sich ihre Schwester an. Dann mich. Sie sagt: »Ich finde, sie sieht lieb aus, Mama. Wirklich wahr.« Sie zeigt auf den Ballon, auf dem »Hurra, ein Baby!« steht. »Aber den hier nehme ich mit nach Hause.«

Auf einmal wird alles ganz normal. Für Julie und Marie bin ich die, die ich bin. Eine Mutter ohne Vorgeschichte.

Nachwort

Von diesem einen Wort »Hallo« – meiner ersten E-Mail aus dem Rehazentrum – bis hin zu allen Wörtern in diesem Buch: Das Schreiben hat mich gerettet. Langsam begann ich festzuhalten, was geschehen war. Ich schrieb einen oder zwei Sätze am Tag, und zum Teil waren sie unvollständig. Auf der Suche nach Synonymen, Gegensätzen, Vergleichen. Das eine Talent, mit dem ich aufgewachsen bin, half mir dabei, meinen Willen in Worte zu fassen, wieder die zu werden, die ich gewesen war. Zweifellos hat das Schreiben meinen angeschlagenen Kopf dabei unterstützt, meine Sprache zurückzugewinnen. Schreiben ist eine Suche nach Verbindungen, genau wie das Wiederherstellen der Hirnfunktionen. Schreiben war Therapie und zugleich die Rückkehr zu meiner Identität. Wenn ich wieder schreiben kann, kann ich wieder existieren.

Ich wollte Julie, wenn es an der Zeit dafür ist und sie es möchte, erzählen, in welches Chaos sie hineingeboren wurde. Außerdem hatte ich die Hoffnung, Peter, meinen Eltern, meinen Schwestern, meinen anderen Verwandten und meinen Freundinnen und Freunden begreiflich machen zu können, was in dieser ersten Zeit in meinem Kopf vorging. Später kam noch der starke Wunsch dazu, anderen Patienten und ihren Angehörigen zu vermitteln, was mit jemandem geschehen kann, der einen Schlaganfall erleidet. Ich wollte Ärzten und Pflegepersonal erzählen, wie sie mit Patienten wie mir besser umgehen können.

Und ich wollte Julie und Marie etwas über Lebenskraft erzählen. Darüber, wie man – gerade, wenn es schwierig ist – einen Weg finden kann, nicht aufzugeben und weiterzumachen. Sodass man das Leben in der Form umarmen kann, wie es einem begegnet.

Das Schreiben fing an wie bei einem Kind, aber es hat zu diesem Buch geführt, zu meinem Buch.

Ich lese wieder. Das erste Buch schaffte ich erst nach einem Jahr, und es dauerte lange. Ich begriff bestimmte Teile nicht, oder ich erinnerte mich an einiges nur unvollständig. Einfach verschwunden. Das passiert mir immer noch, aber es kommt immer seltener vor, und nach etwa einer Seite fällt es mir auf; dann lese ich eine solche Stelle noch einmal, und dann behalte ich sie auch. Und es macht mir wieder Freude.

Zeitungen konnte ich nicht mehr lesen, aber auch das geht schon wieder besser. Noch immer lese ich sie nicht so wie früher – viele davon und schnell –, aber ich lese Artikel mit Aufmerksamkeit, mit Erstaunen, Wut oder Freude.

Ich kann wieder sprechen, mich unterhalten und lachen. Ich habe wieder eigene Interessen und kann sie äußern. Und was genauso wichtig ist: Ich kann mich wieder über kleine Dinge ärgern und wegen großer Dinge wütend werden.

Ich lebe – in höherem Maße als vorher – in der Gegenwart. Ich lebe intensiver als früher. Ich muss mich jeden Tag zwischen dem Wichtigen und dem weniger Wichtigen entscheiden, denn viele verschiedene Dinge kann ich nicht an einem einzigen Tag bewältigen. Das ist verwirrend oder zu anstrengend. Immer noch. Darum wähle ich bewusst aus dem aus, was mir das Leben zu bieten hat.

Ich lebe, mehr als je zuvor.

Zwei Jahre später

Ich sitze im Schwimmbad am Beckenrand. Neben mir andere Mütter und Väter. Ich schaue meiner Tochter zu, die gerade Schwimmunterricht bekommt. Nichts Besonderes, nichts Außergewöhnliches, nichts Merkwürdiges.

Trotzdem wäre ich lieber nicht hier. Ich hatte versucht, mich von meinen verborgenen Erinnerungen zu befreien, indem ich leichthin über sie hinwegging. Ich hatte mir gesagt, dass ich für Julie hierherkam, nicht für mich selbst, und dass das kein Problem war.

In dem Rehazentrum, wo ich aufgenommen und ambulant behandelt wurde, gibt es ein Schwimmbad. Am Wochenende findet dort Schwimmunterricht für Kinder statt. Ich bin aus ganz anderen Gründen hier als zu der Zeit, als ich Patientin war und therapiert wurde. Aber als ich den Raum betrete, fühlt es sich genauso an wie damals.

Seit dem Ende meiner Behandlung bin ich nicht mehr im Rehazentrum gewesen. Seitdem haben umfassende Umbaumaßnahmen stattgefunden, und es sieht dem Ort, den ich kannte, gar nicht mehr ähnlich. Trotzdem brechen die Düsternis, die Verzweiflung und die Einsamkeit wie eine Lawine über mich herein, der ich nicht entfliehen kann. Es ist wie eine Reise zurück in die Zeit, in der ich so hilfsbedürftig war und nicht äußern konnte, was ich sagen wollte. In die Zeit, als niemand wusste, was ich empfand.

Ich denke daran, wie ich hier geschwommen bin. Viel schlechter, als meine siebenjährige Tochter das jetzt tut. Mit einem Gummistab, einer Matte und Unterstützung schaffte ich eine halbe Bahn. Meine Tochter muss acht Bahnen absolvieren. Für mich gab es die Behindertenleiter, die ich benutzte, um aus dem Becken zu kommen, und auch das ging nicht ohne Hilfe. Meine Tochter klettert einfach am Rand nach draußen und springt sofort danach wieder ins Wasser. Ich war Patientin, und ich wusste nicht, wie lange dieser Zustand andauern würde. Ich wusste auch nicht, ob ich jemals wieder mehr sein würde als ein Mensch, der Hilfe braucht. Und obwohl meine Zeit als Patientin hier fast acht Jahre zurückliegt, gerate ich jetzt in Panik. Dieses Gefühl liegt im Kampf mit dem anderen, dem beherrschenden. Ich will hier sein, weil Julie hier schwimmt. Ich will Mutter sein, wo auch immer. Also auch hier.

Nach dem Erscheinen meines Buches interessierten sich verschiedene Institutionen und Krankenhäuser für meine Geschichte. Zum Beispiel gab es ein Symposium des CVA-Wissensnetzwerks, einer Organisation, die sich mit Patienten mit Hirnschäden, ihren Familienmitgliedern und dem Fachpersonal befasst. Es war ein Kongress für Fachleute. Peter und ich wurden unter anderem von Pflegekräften, Ärzten, Physiotherapeuten, Logopäden und Ergotherapeuten interviewt. Wir berichteten von unseren Erfahrungen im Krankenhaus und im Rehazentrum. Außerdem sollte ich aus meinem Buch vorlesen. Viele der Zuhörer hatten Fragen: über medizinische Aspekte, über meine Tochter, über mich. Von »Benutzen Sie manchmal auch eine Krücke?« bis »Bemerken Sie noch immer große Unterschiede im Vergleich zu früher?« und zu praktischen Schwierigkeiten, zum Beispiel bei der häuslichen Pflege.

Man hat mich nach dem Erscheinen meines Buches mehrfach gebeten, als »erfahrene Betroffene« an solchen Symposien und Kongressen teilzunehmen und einen Beitrag zu leisten. Es war eine besondere Erfahrung, wenn ich merkte, wie die Pflegekräfte reagierten. Mit ehrlichem Interesse, mit dem Willen, Patienten wie mich zu begreifen und besser zu begleiten. Und mit dem Wunsch, die sogenannte extramurale Pflege, die Pflege außerhalb von Krankenhäusern oder Rehazentren, transparenter und für die Patienten verständlicher zu machen. Gleichzeitig wurde deutlich, wie schwierig es noch immer ist: Menschen in Pflegeberufen wollen ihre Patienten oft begreifen, können das jedoch manchmal ganz einfach nicht. Das liegt zum Beispiel am Zeitmangel, aber auch an den Defiziten des Patienten. Wer nicht gut sprechen kann, kann auch nicht gut erklären, was er möchte und was nicht. Aber meine Botschaft lautet immer: Versuchen Sie es weiter, denn mit Zeit, Geduld und Aufmerksamkeit kann man einige Verbesserungen erreichen.

Das zeigte sich auch, als ich während eines Treffens für Menschen mit nicht angeborenem Hirnschaden aus meinem Buch vorlas. Danach sprachen wir darüber, wie man mit »Gesunden« umgehen sollte. Jemand mit schwerer Aphasie wünschte sich, die Leute würden ihm öfter die Möglichkeit geben, zu äußern oder genauer zu erklären, was er tun wollte oder wie er über etwas dachte. Denn obwohl man dafür Zeit und Aufmerksamkeit benötigte, war es für ihn wichtig, sich äußern zu können. Und beim zweiten, dritten oder vierten Mal kostete es den geduldigen Zuhörer auch weniger Energie.

Über das Internet, E-Mail oder über die Facebook-Seite zu meinem Buch erhielt ich viele Reaktionen, die mich davon überzeugt haben, dass die Entscheidung richtig gewesen war, mein Buch bei einem Verlag erscheinen zu lassen. Daran hatte ich oft gezweifelt. Manchmal fragte ich mich, ob es besser gewesen wäre, bestimmte Teile des Genesungsprozesses auszulassen, weil der Bericht zu konkret und zu realistisch war, wenn jeder alles lesen konnte, weil das Beschriebene vielleicht negative Konsequenzen für meine Töchter und Stiefkinder hätte und weil das Buch zu persönlich war. Aber dann dachte ich an solche Symposien oder daran, was eine weibliche Pflegekraft im Internet geschrieben hatte: »Ich kann dieses herrliche Buch nur jedem empfehlen. Schön, voller Kraft, ein Rundumschlag, rührend, gefühlvoll, inspirierend. Dieser Bericht gehört in jede Krankenhausbibliothek, in jedes Rehazentrum, in jede Pflegeeinrichtung. Fachleute: Meiner Ansicht nach (mit vierzig Jahren Erfahrung) ist es eine Ergänzung zur optimalen Pflege, von der man viel lernen kann. Psychologen, Therapeuten, Menschen, die bei der Bewältigung von Veränderungen und Verlusten helfen: Auch für Sie alle ist es ein ausgezeichnetes Mittel zur Unterstützung. Und Familien, Menschen aus dem unmittelbaren Umfeld und Freunde, wenn es manchmal schwierig wird: Diese liebevoll geschriebene Autobiografie kann Ihnen vielleicht etwas Hoffnung schenken.« Solche Kommentare überzeugten mich von der Wichtigkeit meines Buches. Ich hatte es also nicht umsonst geschrieben.

Auch Reaktionen von Patienten selbst und ihren Angehörigen gab es. So äußerte jemand: »Mithilfe dieses Buches kann ich den Leuten endlich erklären, was mit mir los ist.« Eine Frau, deren Mann einen Hirntumor hatte, teilte mir mit: »Es ist so schön und zugänglich geschrieben, dass ich endlich das Gefühl habe, meinen Mann ein wenig besser zu begreifen.«

Doch auch Menschen, die keine direkte Erfahrung auf diesem Gebiet haben, teilten mir mit, sie hätten durch mein Buch ein größeres Verständnis für die Problematik entwickelt. »In diesem Buch öffnet die Autorin eine Tür für den Leser und beschreibt mit schmerzlich starken Worten, wie es wirklich ist, wenn man als junge, schwangere Frau vom eigenen Mann oben an einer Treppe gefunden wird und Tage später im Krankenhaus wieder aufwacht. Sie hat große Teile von sich selbst verloren. Kann sich nicht bewegen, kann die Worte nicht finden, mit denen sie sich ausdrücken will. Gleichzeitig versteht sie nicht richtig, warum die anderen so traurig sind. Ich gehöre nicht zu den Liebhabern des ›Mein Schicksal‹-Genres, aber das hier ist ein fantastisches Buch. Ganz bestimmt für diejenigen unter uns, die sich selbst im Rehabilitationsprozess befinden oder jemanden kennen, der eine Hirnblutung erlitten hat. Aber auch für Leser, die sich fragen, wie es wohl ist, wenn einem das Unvorstellbare zustößt. Das Buch gewährt Einsicht in das Verhältnis zwischen Patienten und Nichtpatienten und in das Leben nach einer Hirnblutung; außerdem ist es in außergewöhnlich klarer, guter und schöner Sprache verfasst. Rührend, packend und verletzlich. Die Autorin hat ihr ausgezeichnetes Sprachgefühl ganz sicher nicht verloren … Oder hat sie es sogar neu entwickelt? Wow!«

Ich bin froh, dass mein Buch so viele berührt. Und gleichzeitig tut es mir weh. Denn ich will so gern normal sein, nicht anders als andere, nicht langsam, nicht müde, nicht verwirrt. Das gelingt mir noch immer nicht zu jeder Zeit. Neulich fragte mich ein Mann aus der Nachbarschaft, woher ich eigentlich käme – Flandern? Frankreich? Die Mutter einer Schulkameradin meiner Tochter wollte wissen, was ich am Bein hätte (weil man es rechts noch immer deutlich sieht). Und als wir mit einer Gruppe Nachbarn grillten, fanden ein paar Leute, dass ich das Fleisch sehr langsam schnitt.

Manchmal erzähle ich von meiner Hirnblutung. Immer öfter lasse ich es bleiben. Weil die Leute unsicher sind, wie sie darauf reagieren sollen, weil es nicht immer genug Zeit und Aufmerksamkeit für eine Antwort gibt, oder weil ich keine Lust habe, darüber zu sprechen, und nicht will, dass man etwas sieht oder wahrnimmt. Manchmal gewinnen düstere Zukunftsvisionen die Oberhand. Wenn ich merke, dass ich beim Sport kaum mehr Fortschritte mache oder dass eine Woche Urlaub mit den Kindern und einer Freundin, die ebenfalls Mutter ist, mich erschöpft.

Aber meistens schaffe ich es, eine lakonische Bemerkung oder einen Scherz zu machen. An manchen Tagen kann ich einfach *sein*. Und manchmal – ganz selten – gelingt es mir zu sagen: Ich bin die, die ich bin.

Dank

Meine Eltern haben mir schon früh beigebracht, nicht aufzugeben, sondern weiterzumachen, wenn es schwierig wird. Das hat mir sehr geholfen. Aber sie waren auch für mich da, als sich herausstellte, dass ich bestimmte Dinge nicht mehr konnte oder etwas mehrfach tun musste, bevor es mir wieder gelang. Und sie waren in den Augenblicken für mich da, in denen mir die ganze Situation zu viel wurde. Das war und ist mir eine Stütze.

Auch meine Schwestern standen bedingungslos zu mir. Ich habe wieder gelernt, mit dem Leben umzugehen, und ich konnte es aus einer sicheren Umgebung heraus tun. Es war ein gutes Gefühl zu wissen, dass sie da waren und dass ich bei ihnen einfach ich selbst sein durfte.

Meinen Freunden und Freundinnen bin ich auch dankbar. Mit ihnen konnte ich wieder lachen, mich unterhalten, Dinge sehen, Dinge entdecken. Sie gaben mir die Möglichkeit, mich selbst wiederzufinden.

Während des Schreibens habe ich Unterstützung von Freunden und Familienmitgliedern erhalten, die mit ihren Kommentaren und Anmerkungen dafür gesorgt haben, dass der Text ausführlicher und besser wurde. Dafür danke ich Jos und Trees van Gennip-Horsten, Karien und Freijkje van Gennip, Eric und Madeleine Boogerman, Maartje Köster und Marlies van Roijen und Liesbeth de Vos. Auch der Verlegerin Melissa van der Wagt und der Chefredakteurin Marjolein Schurink bei Cargo bin ich sehr zu Dank verpflichtet. Sie haben meinen Text immer wieder gelesen, wodurch er letzten Endes reichhaltiger und vollständiger wurde.

Ein ganz besonderer Dank gebührt meinem Mann, Peter ter Horst. Er war in den schwierigen Momenten für mich da. Er hat mich unterstützt, Geduld mit mir gehabt und mir bei dem geholfen, was ich wieder lernen musste. Während dieser ganzen Zeit ist er sich selbst treu geblieben.

Beim Schreiben dachte er mit, gab mir Anregungen, ermutigte mich dazu, weiterzumachen und das Buch abzuschließen, immer wieder. Und er war der beste Schlussredakteur, den ich mir wünschen konnte.

Er gab mir die Zeit und den Raum aufzuschreiben, was ich durchgemacht habe. Zurückzuschauen und, was vielleicht am wichtigsten ist, den Blick auf die Zukunft zu richten.

Der erschütternde Lebenskampf einer tot geglaubten Frau

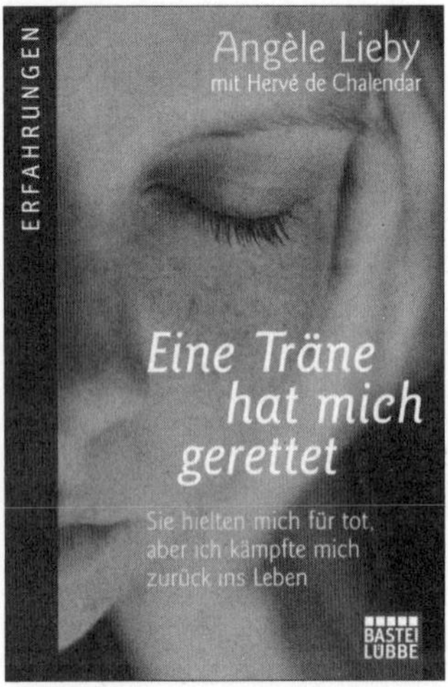

Angèle Lieby
EINE TRÄNE HAT MICH GERETTET
Sie hielten mich für tot, aber ich kämpfte mich zurück ins Leben
Aus dem Französischen von Monika Buchgeister
208 Seiten
ISBN 978-3-404-60790-7

An einem schönen Sommertag wird Angèle Lieby wegen starker Kopfschmerzen in die Notaufnahme gebracht. Plötzlich hat sie Probleme, sich auszudrücken, kurze Zeit später wird sie ohmächtig. Man versetzt sie in ein künstliches Koma, aus dem sie nicht mehr aufwacht. Die Ärzte glauben, sie sei tot, und raten dem Ehemann, die Beerdigung vorzubereiten. Doch Angèle ist bei vollem Bewusstsein, eingesperrt in ihren Körper leidet sie Höllenqualen. Erst als ihre Tochter am Krankenbett bitterlich weint und sie anfleht, die Familie nicht zu verlassen, verliert sie eine einzige Träne. Das ist ihre Rettung ...

Bastei Lübbe

Die 32-jährige Mutter,
die plötzlich wieder 15 war

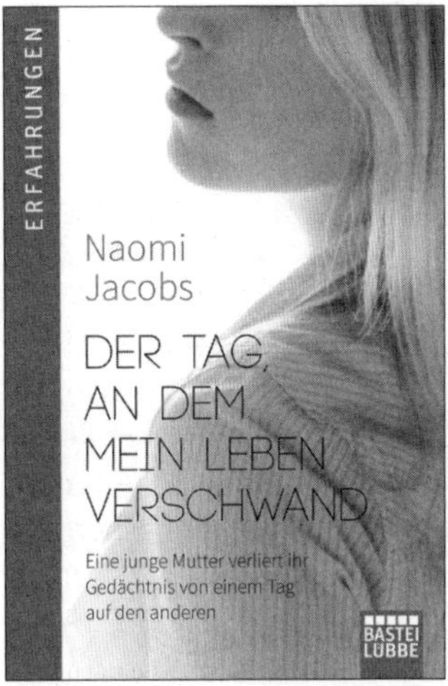

Naomi Jacobs
DER TAG, AN DEM MEIN LEBEN VERSCHWAND
Eine junge Mutter verliert ihr Gedächtnis von einem Tag auf den anderen
Aus dem Englischen
416 Seiten
ISBN 978-3-404-60895-9

Naomi ist 32 und Mutter eines Sohnes, als sie von einem Tag auf den anderen vollständig die Erinnerung an ihr Leben als Erwachsene verliert. Plötzlich denkt sie, sie wäre fünfzehn! Das Haus, in dem sie aufwacht, kommt ihr völlig unbekannt vor, obwohl es ihr eigenes ist. Ihr zehnjähriger Sohn – ein Fremder! Stück für Stück erobert sich Naomi die letzten Jahre zurück: Erinnerungen an Freundinnen, ihre Schwester, eine dramatische Liebe kommen zurück. Doch mit den ersten Fortschritten erleidet sie auch verstörende Flashbacks in ihre Kindheit. Was ist geschehen, damals, als sie erst sechs Jahre alt war? Eine unfassbare, wahre Geschichte über eine traumatische Kindheit.

Bastei Lübbe